Ⓢ新潮新書

鈴木大介
SUZUKI Daisuke

脳は回復する

高次脳機能障害からの脱出

754

新潮社

脳は回復する——高次脳機能障害からの脱出　目次

序章　脳コワさんになった僕

変態登場

想像してみてほしい。目の前にこんな人物がいたら、どう思うだろうか？

その人は、話をしているこちらが正面にいるにもかかわらず、いつも右の方を見ている。こちらが相手の視界に入るように少し移動して目が合うと、今度は瞬きもせずにこちらの目を凝視してきて、こちらの側から目を離してもジッと見続けている。

ちょっと気味悪いな……。

大体この人、話を聞いているのかいないのか、無表情で相槌もないし、返答を求めても、少し時間をおいて呂律《ろれつ》の回らない口調で短く返事をしてくるだけだから、うまく話が続かない。

大丈夫なのかな、この人……。

などと思っているとその人物、こちらの話が終わるなり、両掌で左右の空気をかき回すような、奇妙なジェスチャーをしながら、滔々《とうとう》と話し始めた。しかもこれが呂律も回っていないのに早口で、こちらが言葉を差し挟む隙もないし、話の要点も分かりづらくてまだるっこしい。そして彼は、顔を赤くして一方的な話を終えると、なにやらハアハアしているのであった。

いや、そんな風にこちらの意見や反応を待つでもなく、一方的に言いたいことだけを伝えてこられては、こちらとしても話の続けようがないよ。

ほんと、何なんだろうこの人は。話し方も普通じゃない感じだけど、顔つきがもっとヤバい。基本的に表情がないくせに、こちらの話によってはニヤーっと顔を引きつらせて笑う。といっても目に笑みはなくじっとこちらを凝視したままだし、口元がひきつるのと同時に鼻の頭に皺が寄っていくから、笑っているのかしかめっ面なのか、くしゃみを我慢しているのか、よく分からない微妙な表情だ。

うわ、ヨダレまで垂れた。

さて、こんな人物が目の前にいたら、どう思うだろう？　ヤバい！　変な人だ！　お近づきになりたくない。あなたはそう思うだろうか。

実はこの妙な人物の描写は、二〇一五年に四十一歳で脳梗塞を発症した僕が、発症後数ヶ月にわたって「他人から見て僕はこう見えているだろう」と感じていた人物の描写だ。

実際に当時の僕のそばにいた人たちに聞けば、

「不機嫌でぶっきらぼうに感じた」

「ぼんやりしていた」

「とにかくつらそうに見えた」

「無口な人になったとは思ったけど、意外に話せば普通なので、安心した」などと言う。

ぼんやりしている？　とんでもない。そのとき僕は、自分が自分ではない「変な人」になってしまったような猛烈な違和感や、自分を取り巻く世界が変貌してしまったような異世界感の中で激しく混乱し、とりみだしていた。

おっぱい号泣男

脳梗塞発症後の僕は、担当の医師から高次脳機能障害《こうじのうきのうしょうがい》が残っていると診断された。

高次脳機能障害とは、主に脳卒中や事故などによる脳外傷を原因として、脳神経細胞が一部壊死してしまった結果起きる障害で、身体の麻痺などとは別に、知覚、記憶、学習、思考、判断などの認知機能全般や情緒面などに不具合が起きることを言う。

僕の診断書には、その障害の中でも比較的ポピュラーな「半側空間無視《はんそくくうかんむし》」（視界の左側に対しての意識や注意力が欠損する）があると書かれ、実際に僕は自分の左前方にあるものが目に入っていても認識できない（というより本人の感覚としてはとにかく左を見たくない！）障害が残っていたが、それは脳梗塞発症直後の僕にとって、僕を包囲する猛烈に不快な違和感のほんの一部でしかなかった。

違和感の正体は、僕が僕であるにもかかわらず、僕自身を自分の意思通りにコントロールできなくなってしまっていたということだ。

発症直後の僕は、主に視線、表情、涙（感情）、そして言葉のコントロールが効かなくなってしまった。そして、それぞれについて、僕自身はこんな風に感じていた。

まず第一に視線のコントロールが全然できない。自分の左側に「絶対に見てはいけないもの」があるような強い忌避感があって、視線はどうしても右側を見てしまう（これが半側空間無視）。だがそれだけではなく、見てしまった右側に何か注意を引くものがあると、それを凝視してしまって、自らの意思で視線を外すことができないのだ。

病院内で歩いていて、廊下で看護師さんとすれ違うにしても、こんな感じだ。

前方より看護師さん襲来！　じゃなくて歩いておいでになる。あれ、多分知ってる看護師さんだ。目が合ったけど、どうしよう。ええと、ホントに知ってる看護師さんだっけ？　どちらにしても、こんにちはと言うか会釈するかしないと。

などと迷っているうちに看護師さんはどんどん近づき、僕の横に来て、後ろに去っていく。だがその間、僕は彼女の目をじっと見たまま挨拶もできず、すれ違うまでずっとその目を見続けたまま。それどころか、去り行く彼女を振り返ってまで見続けてしまう。瞬きもせずに。

どんだけその看護師好きやねん！　って、そうじゃない。何としても一度合った視線をこちらから外すことができないのだ。最悪だ。お世話になっている看護師さんに挨拶もせず、変な視線でストーキングしてしまった。

これが病院の中ならまだいい。けれども、このまま病院から出たら挙動不審者として通報されるレベルの不審さだろう。なぜなら注意を引くのは知ってる相手だから、とかだけではなく、特徴的なほくろがある人なら不躾《ぶしつけ》にそのほくろを見続けてしまうし、一応僕も男性なので、胸元の開いた服を着た女性ならそこを見ないようにするのも必死。

一度見たならもう、自分の手で目を覆いでもしない限り、僕の視線は全力でおっぱい一直線である。

本当にごめんなさい、おっぱいの持ち主。必死におっぱいから目を離そうにも、コントロールができないんです。そもそも僕はそこまでおっぱいにこだわるタイプじゃないけど、いや嫌いでもないんですけど、ごめんなさい。

一方で「表情と言葉」をコントロールできないことは、感情のコントロールが自分でできなくなってしまったことと関連しているようだった。

とにかく脳梗塞発症後の僕は、喜怒哀楽、あらゆることに対しての感情のサイズが自分でも信じられないほどに大きくなり、それが言葉や表情など身体に出てしまうことを抑えるのが困難になってしまったようなのだ。これもまた「感情の脱抑制」と言われる高次脳機能障害のひとつなのだという。具体的にはこんな感じだ。

視線がおっぱい一直線で、かつ感情の抑制ができていない僕の場合は、こうなる。おっぱいが視界に入ってしまった。なぜか嬉しく、おかしい。必死に耐えても、口角はニヤッと上がるを通り越して、上唇がまくれ上がって前歯を剝き出すようになってしまう。チンパンジーの威嚇の表情みたいだ。同時に鼻の穴が広がり、鼻の頭にも眉間にも皺が寄り、ぎゅーっと顔全体が収縮したようになるのを、僕は自力でコントロールできない。

女性の胸元を見てすさまじい変顔をする人物が、僕。

おまわりさん、変態がいます！　と通報されてもおかしくないが、この反応はおっぱいのみならず、一日中色々なシーンで訪れる。

病棟に見舞いにきてくれた友人の愛娘のフワッフワの髪の毛を見ても、閉鎖感で息苦しい病棟の窓のすきまから吹き込む新鮮な外気を肌に受けても、その都度耐え切れずに歓喜のしかめっ面。

さらに困るのは、感情が歓喜ではなく「感動」の場合は、その巨大な感情の波が「涙に直結」するということだった。耳に入った音楽のメロディに、景色の美しさに、口ずさんだ歌の歌詞に、ほろりと涙ぐむのではなく、いちいち滂沱の涙が溢れ出す。それも特別な名曲とかではなく、病棟の窓から近くの公共施設が流す無線チャイムの「ゆうやけこやけ」が聴こえてきたぐらいで、感動の涙が溢れ出すのを止められないのだ。

その感覚は、僕に、自分自身の子ども時代を思い出させた。

ちょっと想像してみて頂きたい。

幼い子どもが母親に向かって不用意に駆け出し、案の定けっつまずいて転び、見事なまでに地面にびたーん！　したたかに身体を打ちつける。自身に何が起こったのか信じられないような顔で、母の顔を見る子ども。なに？　何が起こった？　転んだのか？　理由は何か？　誰のせいなのか？　恥ずかしい。膝が痛い。いろいろな感情や情報が頭の中で渦を巻いて一杯になり、いざカウントダウン開始。
5、4、呼吸が詰まり。
3、2、鼻の奥がきゅんとして。
1、いざ！　ほんぎゃあああ！
堰を切ったようにあらゆる感情があふれ出し、母の膝に鼻水やらよだれやらをこすりつけて嗚咽の発作と戦う。痛くて泣いているのではない。感情がコントロールできないから、その収まらない感情が奔流の涙となって吹き出してくるから、泣き止みたくても泣き止むことができないのだ。あの感じを、まさか四十一歳のおっさんになってから体験するとは思わなかった。

　涙が出てしまえばまだ楽だが、問題はその泣き出しそうなのを必死に耐えているような、ちょっと刺激があればすぐ号泣に繋がりそうな、そんな心の中が何かの感情でパンパンになった号泣手前のカウントダウン状態が、それこそ一日中続いているということ。泣き出しそうになるのを耐えるというのは、非常に体力を使う。一日これが続けば、もう夜には疲労困憊なのだった。

これは「脱抑制」、「感情失禁」といわれ、脳内の感情を制御する部位が壊れたことによるものだと、リハビリの先生から説明を受けた。

同様に、この感情のサイズがコントロールできないことは、「言葉のコントロールができない」ことにもつながった。

冒頭の変な人描写に書いたように、息継ぎもせず相手の反応も見ずに自分の言いたいことだけを言い切ってしまう現象がそれだ。

ほとばしる感情に言葉のスピードも自力でコントロールできず、早口で話すくせに話している途中で自分で何を言っているか分からなくなる。自分の抱えた「感情のサイズ」に対して適切な言葉が思い当たらずに、同じことを何度も言うし、表現できない分の感情が溢れた結果、自然に両手が動きまくってしまって、これも止められない。頭の中で話題を短く整理して話すということもまるでできない。

高次脳機能障害の脱抑制の中でも怒りの感情をコントロールできないことは「易怒」

と言われている。たしかにこうした「言葉の発作」は、怒りや苛立ちや、自分が受けている理不尽に対しての不平について話す際に主に起こったが、それ以外にも自分が強く主張したいと思っていることや、相手が理解していない複雑な内容を伝えなければならない時にも起こった。

変な視線、変な表情、変な話し方。僕は絵に描いたような挙動不審人物になってしまった。脳梗塞を起こすと人は性格が変わったようになるとは聞いていた。けれど違う。僕は僕として、変わらずにあり続けている。けれど、性格や僕という人物が変わってしまったのではなく、病前の僕と同じようなパーソナリティでいるための「僕自身のコントロール」が失われてしまったのだ。自分で自分が変だとわかっていながら、「変でない自分」であることができないのだ。

いやはや、まさか脳梗塞になって「おっぱいガン見男」や「フルタイム涙腺崩壊男」になるとは思ってもみなかった。

けれど、これをなんとかせんことには、日常復帰は絶望的。にもかかわらず、そんな危機感を感じるほどにも頭が回ってくれないし、自分も世界も何もかもが「わけわからん」状態だったというのが入院生活時点での本音だ。

だがそんな混乱の一方で、僕はなぜか内心から沸き起こる強い期待感の中にもあったのだった。

「ようやく、理解したいと思い続けてきたあの人の本当の気持ちが、わかったかもしれない」

それは、期待というより確信だった。「あの人」とは、別に僕の恋い慕う想い人とかじゃない。僕のそれまでの記者活動で出会った取材対象者たちのことだ。

僕と僕の取材対象者たちのこと

僕がこれまで書いた本は大して売れていないし、本書が初めて手に取る僕の著書だという読者のために、少し自己紹介をしよう。

病前の僕は雑誌に記事を書いたり書籍を書いたりする取材記者だった。主な取材テーマは、子どもや女性や若者の貧困問題。だがそうした社会問題を解決策含めて論じるジャーナリストではなく、あくまで問題の当事者を取材し、その聞き取った声や気持ちをできる限りリアルに文章化するというのが、僕の立ち位置だった。

そして、多くの当事者を取材するなかで辿り着いたひとつの結論が、「一番困っている人たちは見えないところにいる」だ。苦しいです助けて下さいと声に出し、適切な相手に伝えることができる人は、まだ良い（良くはないけど）。

けれど最も問題なのは、こんな人たちだ。

本当は苦しいのに、自分で自分が苦しいことを理解できない人たち。

苦しいと言葉に出すことができない人たち。

苦しいと人に伝える言葉や、その能力すら喪失した人たち。

苦しさや貧しさを、誤った方法で自己解決してしまっている人たち。

支援の手を差し伸べる人がいても、それを拒否する人たち。

取材の中で、こんな人たちが、苦しさを抱えつつ誰にも救われずにいることに気づき、なんとかそんな彼らの「苦しい」の声を代弁しようと、活動してきた。

右記のように理解され難く支援の手からも零れ落ちてしまう人たちの代表は、一般社会からドロップアウトした若者や女性だ。

だから僕の取材ターゲットは、例えば少女であれば堪え難い虐待や貧困環境のある親元を飛び出して売春や違法な風俗での収入を糧に自立を目指す家出少女たち。男の子なら、同様の環境から飛び出して窃盗を皮切りにした犯罪を生きる手段にするようになった不良少年集団や、過去にそんな経験を持つアウトローや、刑務所での懲役経験者。売春での稼ぎで子育てをしつつその売春相手に再婚の希望を託すシングルマザーという、社会の隙間の隙間のどん底に落ち込んだ女性に焦点を当てる取材に集中した時期もある。

彼らは常識的な一般社会に生きる人とはそもそも接点がないし、見れば眉をひそめるような人たちばかりだろう。知りたくもない相手かもしれないが、彼らは間違いなく社会的困窮者であり、なんとしても彼らを救わなければならないと、強く強く思ってきた。

なぜなら、彼らのほとんどには、過去に「極めて被害者的な立場」の経験があったから。かつて被害者だった者が、与えられるはずだった安心や優しさや暖かさや愛情や教育を与えられずに生きてきたがゆえに、あまり好ましくない手段で自らの困窮を自己解決しようと足掻き、そして恐らくその足掻きは成功せずに将来も高い貧困リスクと苦しさに晒《さら》されている。これが彼らの共通点だった。

アンダーグラウンドな世界に足を踏み入れている時点で、常に彼らは差別や批判の対象になりがちで、社会の排除のターゲットにもなりやすい。けれど、本当にそれでいいのか。やむを得ず被害者的な立場に生き、そこで散々苦しい思いをし、そのせいで拗《ね》じ曲がった人生を送っている彼らの苦しさを「自己責任でしょ」「別世界の話じゃん」で片付ける世の中でいいのか？　いいはずがないだろ！

うわ、暑苦しい……。でもそれが、病前の記者としての僕の主張であり、そんなことを切々と訴えるのが僕の仕事だった。が、取材を続けるうちに困ったことに気づいてしまった。実は彼らには、「かつての被害者」であると同時に、もうひとつ残念な共通点があったのだ。

なんと彼らの多くはたいていの場合、「支援しなければならない人たち」のようには見えないのだ。もう、まるで見えないし、全然可哀想にも見えない。

まず約束ごとを守らないし、自分でした約束を平気で忘れる。相手の立場になって人の気持ちを考えるという習慣がなく、自分勝手に見える。文句が多い。すぐ人のせいにする。人を信じず裏切る。話は分かりづらく、気が短く、言葉の代わりに暴力をコミュニケーションの手段にしがち。自己管理が苦手で落ち着きがなくて、だらしなく、不潔なケースもある。将来のために今すべきことはまず100％先送りにし、衝動的に今の享楽を優先する。

どうしてそんなに面倒くさいパーソナリティなんだろう。どうしてそんなに当たり前のことができないんだろう。彼らを対象に取材をはじめたばかりのころこそ、僕は彼らにはそうした社会の「当たり前のルールやマナー」を学ぶ環境がなかったのだろうと考えていた。けれども多くの取材を重ねるにつれ、どうしても無視できない観点が現れてきてしまったのだ。

それが、僕が取材する彼らに色濃く見える、さまざまな「障害」の影だ。

二〇〇八年末に刊行した処女作の『家のない少女たち』（宝島社）の時点ですでに、僕は売春しながら路上生活を送る少女らの多くに、情緒障害や発達障害を思わせる者が多かったことに言及した。

闇金や詐欺などの裏稼業人を相手にした窃盗を生業とする少年らを描いた『家のない少年たち』（二〇一一年・太田出版）でも、発達障害を思わせる不良少年の描写をし、アウトローな少年グループのリーダー格に発達障害と併発することの少なくないチック症の持ち主が多いことなどに触れていた。

売春を生業に子どもを育てるシングルマザーの取材では、当たった当事者のほぼ全員が精神科通院中か、通院歴があった。

そしてついには、女性の貧困と売春への取材を総括した『最貧困女子』（二〇一四年・幻冬舎）で、単に低所得な「貧乏」ではなく、苦しみを抱えつつ支援にも繋がらず、長期間そこから抜け出せない状態が続くのが「貧困」だと定義し、当事者がその状態に陥ってしまう理由として「三つの無縁と三つの障害」があると指摘した。三つの無縁とは、家族・地域（友人）・社会制度という三つの支援の柱を失っていること。三つの障害とは精神障害・発達障害・知的障害を抱えているということだ。

貧困を語ることに障害をもちだすのは少々勇気のいることだったが、どうしてもこれ抜きで彼らの貧困は語れないのだ。彼らは抱えた障害ゆえか、非常に面倒くさいパーソナリティの持ち主で、周囲に加害的なこともあり、「救われるべき可哀想な人」と感じさせない。そのことが支援の手から一層彼らを遠のかせていた。

面倒くさい彼らの本音

彼らは苦しんでいた。

道で見れば避けて歩きたくなるような全身刺青びっちりのアウトローな若者が、実は睡眠薬がなければ眠れない不安な日々を過ごしていたり、夜中に孤独に耐えきれなくなって相手の迷惑も考えずに片っ端から電話をしたりする。カタギな仕事に戻ろうにも一般社会の人々とコミュニケーションが取れないことに思い悩んで、疎外感を抱えつつ結局裏の社会に舞い戻ってしまう。

鬱病やＤＶのＰＴＳＤ（心的外傷後ストレス障害）に苦しむ売春シングルマザーは、売春相手の男という、とっぱずれた相手に小さな稼ぎと心の救済を求めては裏切られ続け、街ゆく人にいきなり金切り声で怒鳴り散らしたり、そんな自分が嫌で、子どもの前で手首を切ったりしていた。

誰もが自分の思う通りに自分をコントロールできない人々で、誰もがそのことに苦しみ、誰もがそのことで社会や周囲からの孤立を招いてしまっていた。

「拒否」「反論」「不満」を言葉で伝える代わりに暴力で表現する者は、いわばドラえもんのジャイアンみたいに「俺様」なのかと思われがちだけど、全くそんなことはない。たしかに容易に暴力を振るえる少年は不良少年のグループの中では「キレキャラ」であり、喧嘩要員としては重宝されるが、仲間内でも同じコミュニケーション手段を取っていたのでは、当然孤立する。

言葉で意思が上手く伝えられず、どうしても暴力を振るってしまい、暴力を使えば冷たい目で見られたり孤立したりするのが分かっていても、抑えようにもその暴力がコントロールできない。そして暴力を振るった後に、そんな自分が嫌でつらくて消えてしまいたくなる。

取材をしてリアルにそうした人物に会うまで、僕もオドロオドロしいタトゥとリストカットの傷がひとりの人物に共存するとは考えもしなかった。

売春で稼いだ金を、自立資金ではなく安っぽいホストクラブの男に費やす未成年の家出少女は「誰の助けも要らない。むしろ助けとかウザい。自分の力で生きている今が一番楽しい」と豪語する。そんな少女の過去に虐待経験があって、街中で大きな音を聞くだけで暴力の被害体験をフラッシュバックさせ、息ができなくなってしゃがみ込む日が今も続いているとは思いもしなかった。

彼らの傷は、まだ血を流す「生傷」だった。

僥倖というにはあまりにもつらい

どうすればこの、面倒くさくて分かりづらくて、それでも本当は苦しくて苦しくて仕方がなくて、支援されるべき対象である彼らのことを、世の中に伝えることができるのだろう。そんなことを日々思い悩みつつ記者活動を続けていた僕が、脳梗塞になって、自身のコントロールが効かないおっぱい号泣男になってしまった結果、電撃のごとく天

から降りてきた気づきが、

「ようやく、理解したいと思い続けてきたあの人の本当の気持ちが、わかったかもしれない」

だったのである（すみません。本当はぼんやり気付いた程度です）。

直感で理解した。間違いなく、高次脳機能障害を抱えた僕のこの違和感や苦しさや、自分をコントロールできない猛烈なもどかしさは、僕が取材してきたあの人たちを思い出させる。というか、重なる点が多すぎる。ようやく僕は本当に彼らの側に立って、その気持ちを発信することができる！

本当を言えば、まともに話せず奇々怪々な挙動不審さで社会に戻るわけにも行かず、そんな悠長なことを考えている場面ではないのだが、そういう危機感を感じるほどの思考能力もぼんやり失われていた僕は、担当編集さんにこんなメールを送ったのだった。送信日時は、脳梗塞発症と緊急入院から十二日後の二〇一五年六月十一日の朝八時五分とある。

鈴木、脳梗塞を遣らかして緊急入院となり、
ことしあきまではりはびりにゅういんのひとになりそうで。
（中略）企画をご提案さしあげたく。

現代の中高年の５人に一人が経験すると言う脳梗塞ですが、
言語聴覚療法士（筆者注・言語聴覚士＝リハビリスタッフ）さん曰く、その当時《ママ》（筆者注・事）者感覚を言語化できる者は中々いないらしいのです。
今回自分は→（筆者注・右）側頭葉を梗塞して、
言語障害、左手指運動障害、
左半側空間無視障がいという状況なのですが、
障害のある脳で感じる世界は凄くファンタジックで、
「左側に居る人物を見ることが出来ない」という症状を、僕の感覚では
「左側にぜったいみてはならないものがある」と感じています。
例えば、『全裸の義母』とか「猫の礫《ママ》（筆者注・轢）死体とか」
見たら絶対ヤバい者（筆者注・もの）が右にある。

外見上は、他人と話す時にまったく別の場所をよそ見しているコミュニティ（筆者注・コミュニケーション）障害者なんですが、本人的にはそのように感じています。心理的障壁と感じているわけでですが、うごかない左手指の動きが回復していく経緯も、「ど忘れで思い出せなかった言葉を必死に思い出したと言う感覚で。

また自分、今回のことは人生に何度もない僥倖《ぎょうこう》と認識しています。なにより自身が脳に障害を持つということは、当事者の気持ちが一端でもわかるということ。

特に今回は言語と作業領域の障がいで、これまで取材してきた子たちの中にも、この分野が未発達でコミュニティから疎外されガチな子たちが沢山いました。

自分の言いたいことを最後まで早口で言い切ってしまうためにいじめられるオタク系な中学生女子ってわかります？？今自分その状況で、感情が言語を亢進させてしまって抑えられない状況を自分で抑止するために、言葉が出て来ない状況なんです。

後子Zに我（筆者注・あと小銭が）数えられないのがショックなのですが、この小銭数えらんないというのは出会い系のシングルマザーとかの取材の中で鬱や境界性パーソナリティ障がいの女性から何度も聞いたこと、《ママ》たかがおつりけいさんできなくなることが、こんなにも不自由で絶望的なことだとは、さんざんしゅざいしててもりあるにかんじたことはなかったです。

初めて彼らの気持ちになれた気分で、これはルポライターとして願ってもも（筆者注・桃？）得られない機会だと感じています。

（略）もしよろしければ一文書いてみたいです。いかがでしょう。


こうして書かれたのが、先の闘病記『脳が壊れた』（新潮社）なわけである。

誤字や脱字もある原文のままの、この企画メールだが、意外にもそこそこ文の趣旨はしっかりしている。最後の方は変換そのものを諦めているっぽいが。

なお、この時点での僕の外見は家族からも友人からも「こいつの人生は終わったかもな～」などと思われる程には酷い有様だったので、たとえ見た目はヨレヨレでまともに話すことができなくても、ヨダレたれっぱなしでも、脳の中の思考は病前通りという好例だろう。

が、注目すべきはそこじゃない。

文中に「僥倖」の言葉がある。先の闘病記でも、病後の著作でも僕は度々、僕自身が高次脳機能障害の当事者になったことは僥倖と書いてきた。今もその気持ちは変わらないが、抱えた障害がほぼ回復した今になって心底思う。

それは僥倖だったかもしれないけれども、二度とあの地獄には戻りたくない！「！」を数十個つけたいぐらい、戻りたくない。僕が取材してきた様々なトラブルと障害を抱えてきた人たちは、たとえそう見えなくてもつらいんだろうなとは思ってきた。けれども実際に自分が当事者となって痛感したのは、こんなにも苦しいものだとは思ってもみなかったということ。

病後、僕はおっぱい号泣君になったが、その他にも様々なことがやれなくなり、どうでも良いことで猛烈に苦しさを感じるようになった。

自分が自分であると感じられなくなった。

夜のベッドで正体不明の窒息感に襲われ、七転八倒するようになった。

人ごみの中を歩けなくなった。

電話をかけると知らない人が出る。

ＦＭ放送のハイテンションなパーソナリティの言葉が全く聞き取れなくなった。

Ｊポップを聞いているとパニックになる。
お笑い番組を見て激怒するようになった。
買い物の会計や、窓口におもむいての手続きごとができなくなった。
あらかじめ立てていた予定を変更されたりすると、叫び出したくなった。
人と会う約束が守れない。
人とまともに話ができなくなり、誰にも会いたくなくなった。

書き出していたらきりがないが、こんなものはほんの一部に過ぎない。病前なら何事もなくできていた様々に、いちいちつまずき、いちいち死んだ方が楽だというほど心が苦しく息ができなくなる。ところが、そうして悶絶する僕の横で背中をさすりつつ、こんなことを言う人物がいた。
「つらいよね。ほんとつらいよね。分かります。でもあなたも、ようやくあたしの気持ちがわかったか」

「脳コワさん」と定義する！

言葉の主は、我が妻である。

僕の妻は、パッと見は挙動と言動が変な人という感じなのだが、僕のそれまでの取材対象者同様に発達面に問題を抱えながら育ってきた、いわゆる大人の発達障害さん。二十代前半ではうまく社会に適応できないことから激しいリストカットを繰り返すようになり、何年も精神科通院を続けた過去がある。

まさかであったが、高次脳機能障害となった僕は、そんな妻に全面的な支援を受けることになった。長く「当事者として生きてきた」妻は僕の抱えることになった不自由や苦しさを、こちらから説明もお願いもしない段階から直感的に、そして本質的に見抜き、支える側に回ってくれたのだった。

「妻よ。分かった。分かったけど、こんなにもつらいもんだとは思わなかった。心が苦しいって、血が出る怪我みたいに目には見えないけど、苦しさは血が出る怪我と同じか、それ以上かもしれない」

「そうだよね。苦しいよね。あたしもそうだったから分かる」

僥倖である！　は本音だが、ちょっと恰好つけすぎだ。実際には、僕は同じ苦しみを味わった先輩である妻に支えられつつ、日々泣き言を言いつつ、のたうち回りつつ、自らの障害と向き合うことになったのだった。

「取材をしてきた彼らの苦しさを代弁したい」以上に、なにより僕自身がこの苦しさを少しでも和らげ、逃げ出したい。と同時に、妻が同じような苦しさを抱えていた過去を、関わってきた取材対象者たちの味わっていた辛酸を、どれほど甘く見ていたのかという後悔が頭の中を駆け巡る。

脳梗塞直後の入院中は、リハビリによって身体の麻痺が凄い勢いで回復していくことに有頂天になり、倒れたことで得た「かつての取材対象者との共感」に妙なハイテンションになったりもした。入院中や退院直後の業務にも日常生活にも復帰できていなかった時期は、いわば「イベント感」があったから前向きでいられたのかもしれない。

「妻よ。俺はちょっと折れそうだ」

「どうしたよ?」

「ほんと、僥倖だよ。俺が今味わってる苦しさって、発達障害とか鬱とかPTSDとかパニック障害とかの当事者と同じなんだと思う。認知症とか薬物中毒の人も多分同じ。僕の場合は脳梗塞が原因の高次脳機能障害だけど、理由はどうあれ脳がダメージを受けている状態の当事者の苦しさって、脳が壊れた人がやれなくなることとそれによって味

わう苦痛って、一致するんだと思う」（五倍ぐらい回りくどいので要約済）

「そうか。だよね」

「けども、ここまでつらいとは、ちょっと想定外。本当に、こんなにも意味不明でこんなにも苦しいものだとは思ってなかった。脳の機能が阻害されてることが、こんなにリアルな苦しさなんだとは思ってなかった」（要約済）

息も絶え絶えの癖に、例によっての早口で呂律の回らぬ口調で、回りくどく話す僕は涙目。だが、気持ちのコントロールができずにヒイヒイ言っている僕の背中をさすりながら、妻はこう言うのだった。

「それはなにか？　みんな脳コワさんか！」

「なんですかそれ？」

「みんな、脳が壊れてる人たちなんでしょ。あなたが取材してきたのもあたしも、今のあなたも。脳が壊れたとか言うと悲惨ぽくて受け入れづらいし、機能が阻害されてるとか、あんたの言葉はいちいち難しくて分かりづらい！　そんなもん、まとめてざっくり脳コワさんにしなよ」

ざっくり過ぎるだろ！　妻よどうして君はいつもそんなに不真面目で大雑把なの……

と思うが、確かに障害とストレートに言われるとドーンと来るが「脳コワさん」ならなんとなく受け入れやすいかもしれない。「脳機能に不自由を抱えた様々な当事者」をひっくるめて指し示す言葉は専門分野を探しても存在しないようだから、便利なワードでもある。

ということで、我が家と本書では、「脳コワさん」を採用する。

脳コワさん当事者となって、その苦しさがどれほど苛烈なものなのかを知った僕。この苦しさから救われるためには、まずは自らのできなくなったことが何かを知ることが必要だ。その上で、なぜできなくなってしまったのかの考察をし、どうしたらできるようになるのかの対策を立てる。これが戦略というものである。

いざ、脳コワさんの先輩である妻に支えられつつ、僕の脳コワ探究と克服の旅が始まったのだった。

第一章　号泣とパニックの日々

戻らない「現実世界」

うわー、今日もあかんのかー！　千葉の片田舎の農村にある我が家付近は、あまりに低い人口密度とコンクリート舗装面積の少なさで、都心に比べて最大で5℃程も気温が低く、夏の朝方には霧深いことも多い。茶の間の掃き出し窓を開け、朝一番のさわやかな夏の早朝の空気を胸一杯に吸い込んで、ガッカリする。「今朝もまた」、こんなにも鮮烈な空気が、全くリアルに身体に感じられないのだ。

涼しいのは分かるが、全身の皮膚の外に、胎児を取り巻く羊水のようなみえない何か膜みたいなものがある。常に世界がその膜越しに感じられているような違和感が拭えない。冷たい水で顔を洗っても無駄。頬を自らひっぱたいてみれば、十分痛いのだが、その痛みが自分のものとしてリアルに感じられない。痛がっている自分を映画の中の登場人物のように感じてしまう。今こそ我が世とさんざめく蟬の声すら、何か一度録音したものをラジオ越しに聞いているように、今そこで鳴いているという現実感がない。

二〇一五年八月第一週、五月末の脳梗塞発症と緊急入院から二ヶ月、退院から二週間。早くも僕はへこたれ始めていた。世界にリアリティが感じられないという違和感は発症直後からあったが、それは入院病棟という閉鎖された非日常的空間だからのことで、退院して日常生活の強い刺激を受ければこの状態から脱出できると考えていた僕だった。ところが、いざ退院しても全く世界にリアリティは一向に戻って来ない。

今日もまた、このぼんやりした世界を生きるのか……。

掃き出し窓から庭に出て濡れ縁で靴を履き、分厚い不可視の膜の中を突き進むようにして、入院中から再発抑止のために始めていたウォーキングに繰り出した。

うっそうと茂る雑木林の道、喧《やかま》しいほど蟬が鳴く坂を降りると、前方に広がる田園に容赦なく照りつける真夏の日差しに目が眩んだ。田んぼ沿いの道を五〇〇メートルほど歩き、今度は木漏れ日の影が濃い竹林に左右を囲まれた階段を登る。一〇〇段ほどの急な階段の先は法華宗のお寺さんの山門だ。

と、そんな階段の中程で、虹色に光るものを拾い上げた。

今日も見つけた。

ヤマトタマムシの鞘翅《さやばね》だ。タマムシの成虫が食べるのはニレの葉だと聞くが、何故か周囲にニレなど一本も見ないこの竹林に囲まれた階段には、タマムシの翅が頻繁に落ちている。

よせばいいのに、手にした翅を木漏れ日に透かしてじっと見る。輝く緑のグラデーションに、赤いライン。その金属光沢の美しさにうっと喉が詰まり、目頭にみるみる涙が溜まる。病気をする前には、こんな美しいものが世界にあることを忘れていた。どうしてこんな芸術的な色彩が、自然界に存在しうるのだろう。しばし立ち止まり、涙が零れ落ちそうになるのを耐えた。よかった。号泣にまで至らなくて……。

刺激の少ない入院生活から自宅療養に入り、急激に押し寄せた現実世界の強烈な刺激は、僕にリアリティを取り戻させてはくれなかったが、あらゆることが号泣を伴う感情失禁として僕をさいなみ続けていた。この数日前には退院後の通院リハビリで担当となった言語聴覚療法の先生から「泣くこともリハビリ」という金言をいただき、遠慮なく幼児化した涙腺を大崩壊させ続けていたところ。

先生は、「その涙は、人の脳の持つ感動的な自己再生の機能なのだ」と言ってくれた。

脳の感情を抑制する部位が壊れているならば、涙を流し、その程度をコントロールすることは、新たな抑制の神経ネットワークの構築につながる。僕の脳はその再生に向けて立ち上がっているのだと。この言葉そのものが感動的で、思い起こすたびに僕は涙ぐむのだったが、それにしたって号泣の発作というのは決して楽なものじゃない。

嗚咽が止まらないほどに涙を流してしまえば、その後はしばらく脳がぼうっとした感じになるし、全身に倦怠感が残ってぐったりする。酷いときは腹筋が筋肉痛になったりその後猛烈な睡魔に襲われたりもするのだ。

一日何度もこの号泣の発作に襲われて、もういい加減ヘトヘトになっていたところ。こんな朝のウォーキングの時点で、昆虫の翅ごときに体力を使い果たしていてはたまらん。

しかもその日は、午後から友人夫婦が愛息を連れてお見舞いに来てくれることになっていた。それを思うと、また心がざわつくのだった。

「ありがとう」が言えなくて

大丈夫だろうか。きちんと対応できるだろうか。不安に喉が詰まり、息苦しい。

病前の僕は来客好きな方で、自宅に友人が来てくれるとなれば本来は何よりうれしいイベントだったが、脳梗塞後の僕は人とのコミュニケーションが最も苦痛なイベントになっていた。前記したように、高次脳機能障害となった僕は表情や視線が異様で、相手の言葉に適切な返答もできなかった。

入院中に見舞いに来てくれた友人や知人にも、挨拶や来訪のお礼の言葉すらうまく言えなかった。うまく笑い返すことができなかった。能面のような表情で相手の目を見ずに、整理できていない言葉を呂律の回らぬ口調で口走ってしまっていた。

こうした「失敗した」というコミュニケーションは、いくつもの苦い記憶となって拭い去れず、克明に残っている。一番つらかったのは「ありがとう」と言えなかったこと。何しろあらゆる感情の制御ができないから、見舞い客が大して親しくなかった相手であっても、その感謝を言葉にしたら一気に感情の堰が切れて、そのまま号泣して膝が砕けて立ち上がれなくなりそうなのだ。まして仲の良い相手となれば、自分がどうなっちゃうのか自分でもわからない。

それはさすがに「挙動不審すぎる」と思った僕は、ありがたいの感情も表情も必死に制御した結果、そっけない態度と無表情に終始してしまったように思えるのだ。

ありがとうの気持ちは、そのありがとうの気持ちのサイズを制御しないと上手く伝えられない。ありがたいと思っている相手、好きな相手の前だからこそ、言葉が出ずに無表情になってしまう。これじゃツンデレ設定とかいうやつみたいだが、まずいことに来訪する予定だったS夫妻には、相当に言い尽くせぬ思いがある僕なのだった。

まず夫のN君はなかなかの問題児だ。元々僕の趣味であるバイクレースのチームメイト。僕よりちょっと後から競技を始めてお互いに熱く罵りあいながら切磋琢磨を繰り返し、先を越されてひとつ上位のシードクラスに上がられてしまった、かつての戦友なのだが、集団の中ではなかなかのトラブルメーカーでもある。というのは、彼はどんな障壁があろうと、相手が誰であろうと、どんな場面だろうと、自分の中にある正論を絶対に貫き通す男で、頭脳明晰で理論武装にも余念がなく、しかも文筆業の僕が思わず敬服するボキャブラリーの持ち主で、つまり言うなれば「舌戦のチャンピオン」。

ご想像通り周囲の評価は「こんなに空気の読めない男を見たことがない」だけど、それは「読まない」であって決して人の気持ちがわからない人間なわけではない。

かつて僕の妻が大病に倒れた時の手術後に病院に駆けつけ、無事な妻の顔を見て安堵のあまり腰を抜かして椅子に座り込んでしまった彼の姿は忘れられない。誰がなんと言おうといい男だし、僕はこの男をとても高く評価している。

一方妻のMちゃんは、夫とは似ても似つかない、非常に控えめなコミュニケーションをする女性。声の大きい女性集団の中に放り込まれでもしたら隅っこで黙っていそうなタイプで、独り言をつぶやくような話し方をするが、よくよく耳を傾けていると、これがなかなかの皮肉屋でウィットに富んでいて話に飽きることがない。お酒が入って豹変する彼女のパーソナリティもまた僕は大好きだ。

そんな二人が遠方からはるばる千葉のド田舎にある我が家まで、愛息のH君と共に訪れてくれるという。嗚呼。嫌いな奴が来るならまだ良かった。大好きな二人だからこそ、不安が募る。

ちゃんとコミュニケーションが取れるのか。

ちゃんとありがとうが言えるのか。

変な人になってしまったと思われずに済むだろうか。

号泣する準備はできていた

結論から言うと、この日の僕は五十点ぐらいだったと思う。

不安の要因には、夫のN君がその抜きんでた言語能力ゆえに、会話の相手の語尾を遮ってしまいがちなこともあった。病後の僕は、この語尾を食い気味なコミュニケーションが最も苦手、こちらが話せなくなってしまうならまだしも、パニックに陥ってしまうこともたびたびあったのだ。

その理由は第一に、病後の僕は会話時の返答までに、病前の何倍もかかるようになってしまっていたこと。返答をしようとするも適切な言葉が頭の中に思い浮かばず、なかなか言葉が出て来ない。人によってはそんな僕の返答を待たずに一方的に話す人もいるし、こちらの話しはじめに言葉をかぶせて出鼻をくじいてしまう人もいる。

数秒言葉が出なければ「聞いてる?」と言われることもあるし、返答を考えている間に相手の新たな話が始まると、その内容はもう完全に頭に入って来なくなる。こうなるともう、僕は黙り込むしかないのだ。

論客でもあるN君とまともに話せるだろうか……。

だが、この不安は杞憂だった。僕の体を気遣ってくれたのだろう。ミネストローネや豆のサラダなど、洒落た盛り付けのカップデリをたくさん買ってきてくれたN君は、僕と話し始めるや数分で、僕の返答ペースが異様に遅いことを感じとってくれたのだろう。

自らの言葉のペースを落として僕に合わせ、僕の言葉が出るまで待ってくれる「待ちのコミュニケーション」に転じてくれたのだ。

こいつが「空気読めない男」？　とんでもない。

一方のMちゃんは、僕の妻とネイルの話で額を合わせている。過剰に心配されても気を遣われてもどう対応すればよいのかわからなくなってしまう僕にとっては、二人ともありがたくて仕方ない距離感だ。

僕に合わせてコミュニケーションスピードを調整してくれているN君にまとわりつき、茶の間を嬉しそうに笑いながら走り回る愛息のH君。走っては父を見て、戻ってきては父の体によじ登り、また駆けだしては父を見て、見事なまでのお父ちゃん子ぶり。

それにしてもなんと感動的な光景なのだろう。

父の体によじ登り、あられもない恰好でぶら下がっているH君をみて、僕の喉は詰まり、感情の塊が眉間の奥に吹き出てくる。

涙。

でも、滂沱というほどではないし、こみあげた感情の塊は数秒で引く波のように去っていった。不思議なもので、こうして一瞬でも感情が溢れて収まると、そのあとはずいぶんと緊張が和らいで、話しやすくなるのだ。

真夏の午後、N君とは子どもの発達や、僕の抱えたパニックなどについて話した。

「入院中の僕ね。見舞客の子どもの声でパニックになったんだよね。いまもそうなんだけど。変なんだけど、親にきちんと見てもらっている子どもの声は平気なんだわ。でも、親に放っておかれて、それでも親に見てほしくて叫び声をあげる子どもっているじゃん？ なんていうか、僕を見て！ みたいな。あの声聞くと、その声が頭の中の全部になって、その場で他の誰かと話してても言葉が耳に入ってこなくなっちゃう。自分でも何を話していたのかわからなくなるし、もうつらくなってその場から逃げ出すしかないわけ」（実際は呂律レロレロの口調）

「うちの子も喧しいけど平気？」

「全然平気平気」

本当に不思議である。H君はどれほど暴れまわろうと叫びまわろうと、常にその目線の先には父親のN君がいて、常にN君は自分の視界にH君を入れている。僕と話していても、視界の中でH君がN君を振り向くと、N君の視線はすっとH君を向くのだ。なんともやはり、感動的だし、これは同じ子どもの騒がしさでも、心地よい騒がしさなのだ。

寝入りばなを襲う窒息感

結局この日、S夫妻には事前に「号泣の発作があるかも」と告げていたにもかかわらず、嗚咽が止まらなくなるような感情失禁は起きなかった。一度涙がこみあげてきてからは声を出すのも少し楽になったが、一方で心の中にある「来てくれて本当にありがとう」の気持ちをきちんと告げることはできなかったと思うし、気の利いたことも言えなかったから、総合評価で五十点。

夕方になってS一家が帰ったあと、僕は珍しくご機嫌だった。

「なんでだろう。今日俺、一回も号泣しなかったよ」

「そういえば……すごいじゃん！」

退院してからの二週間ほどで僕があまりに頻繁に号泣するので、妻は「何がきっかけで泣くんだろう」と、明らかに楽しみにしている節があった。「泣けばいいじゃん、泣いてもいいんだよ」と言う妻の口角がニヤッと上がっているのを見ればバレバレである。こいつ、間違いなく楽しんでやがる。

だがそんな妻にも、S夫妻来訪に僕がある程度の平常心を保てたのは、少し意外だったようだった。

「もう、泣くのも疲れたから、ありがたい。たっぷり泣いて脳の感情を抑制する部位が再発達したってことだよね、これ。こんな感じで少しずつ落ち着いて楽になっていくのかなあ……」

「きっとそうだよ。良かったじゃん‼　でもあたしは、ちょっと残念だな。もうあなたのことをいじれんのか……あたしは泣き虫の大ちゃんのままでもいいんだよ」

そんな妻の言葉を聞いて、また少し目頭に涙が押し寄せ、また静かに引いて行った。だが妻よ貴様、そんなに俺をいじるのが大事か。

ところがどっこい……結局この日は大きな号泣の発作は起きずに一日が終わったが、就寝前のベッドの中で僕は激しいパニックの発作を起こして、七転八倒することになった。別に口を塞がれているわけでもないし、息も吸えているのに、吸っても吸っても呼吸できていないような猛烈な苦しさがある。あまりの苦しさにジッとしていることもできず、身体中が痒いような気がして掻きむしるが、実際には痒くないし、掻いてもやっぱり自分の身体を掻いている実感がない。

あまりの苦しさに堪え兼ねて、宵っ張りで深夜まで起きている茶の間の妻の元に行き、倒れ込むように床にへばって「やばい死にそう」と訴えた。

「え、どうしたの？」

「つらい。意味分からんけどつらい。息できない」

「息してるよ？　ほら深呼吸して」

「吸ってるけど苦しい。死んで楽になるなら死んだ方がいいとか思うぐらい苦しい」

「そうか……それつらいよね。その感じ、あたし分かるよ。あたしも昔、毎日手首切ってた頃、そんな感じだった。つらいんだよね」

そうなのか。脳コワさん仲間な妻も、かつてはこんな塗炭の苦しみを味わっていたのか。それならばそれで、もっと理解してケアしてやるべきだった。そう思うと、申し訳なさと、こんな情けない僕をケアしてくれる妻への有り難さで、涙腺崩壊の発作。

そして、まるで幼児に戻ってしまったように涙とヨダレまみれになって床で丸まってハアハアしている僕の背中を妻は延々と撫で続けてくれるのだった（テレビの深夜番組を見つつではあるが）。

すると不思議なことに、妻に背中を撫でてもらうと、何をしても拭えなかった苦しさがほんの少しずつ緩和されていく。自らが幼児だった頃の記憶が甦《よみがえ》った。どうしても収まらない感情の波と涙が、母に背中を撫でてもらうことでようやく落ち着いた、そんな記憶だ。

この時期の、というか退院から一年半近くにわたって、この意味不明の悶絶に対する唯一の特効薬は「妻の背中撫で」で、それ以上に効果のあるものはなかった。

それにしても途方に暮れた。これじゃあまるで幼児に戻ったみたいじゃなく、幼児そのもの。せっかく退院したけど、このままでは社会復帰どころではない。そう焦る僕だったが、残念ながらこれは序の口だった。

僕が社会復帰を深める程に、様々な不自由が、様々なパニックが、日常のあらゆるシーンで僕を苦しめるようになったのだった。

「免許がなくても死ぬわけじゃない」

退院直後の僕にとって非常につらい経験となったのが、退院後の九月に迫っていた自動車運転免許の更新手続きだった。

何しろ我が家は最寄り駅まで徒歩で一時間以上という公共交通僻地（でも信号がない

ので車で十分）で、その駅もまた都心方面へのアクセスで利便性が高いとはとても言えない。一方で、仕事の取引先の出版社は全て東京都内とあって、仕事はバイクか車で高速を使うこと前提だし、買い物ひとつとっても車がないとお話にならない。

つまり運転免許が生命線という生活を送っていたのだが、昨今、運転中に意識障害を起こして大事故となるニュースが多く報道されているのを見る通り、万が一脳梗塞の病歴を隠匿して免許の更新をし、何か重大な事故を起こしてしまったりでもしたら、取り返しのつかない責任問題となる。

だが、この免許の継続問題あたりについては、全てが苦々しい記憶で塗り固められている。

まずこのことを相談したのは、回復期病棟で回診に来てくれた主治医だったが、返答は残念なものだった。

「免許がなくても死ぬわけじゃないし、仕事だってできるでしょう」

飄々とした感じで軽く言う医師の言葉に、僕は激高して黙り込んでしまった。怒りの感情の脱抑制＝「易怒」。それは号泣の発作同様に、病前には経験したことのないような巨大な感情の塊で、とてもコントロールできるようなものではなかった。

今思えばその時の僕は、主治医に我が家がどれほど陸の孤島的立地条件にあるのか説明をしていなかった。にもかかわらず僕の胸には患者の相談を言下に突っぱねる医師の無理解な態度に対する怒りが膨れ上がり、かといって病室で食ってかかることもできず、無理に説明しようとすれば、叫び出すか殴りかかるかになってしまいそうで、ただただその暴力的な怒りの衝動を抑え込むしかなかった。

これが病前の僕だったら多分、我が集落の孤立ぶりや、それと引き換えに得られる快適な自然生活を冗談まじりに話し、笑い話の中で免許を継続しないといけないのだと相談できた筈だった。

けれども荒れ狂う感情の嵐に苛まれた僕は、その後この主治医に対しては完全に心を閉ざし、何を聞かれても適当にしか返事をしなくなったし、この出来事の直後に見舞いに来てくれた担当編集者に真顔で「あのアホ医者を許さない。裁判で訴えたい」などとキナ臭いことを口走った記憶もある。

実に面倒くさい患者だが、そんなこんなで結局退院までの間にこの主治医に免許問題について再度相談することはできず、懸案を抱えたままの退院となってしまったのだった。

　とはいえ、そのままシレッと免許更新というわけにはいかない。次に相談したのは退院後に通院リハビリと経過観察を担当してくれることになった、地元の病院の主治医だが、ここでもやっぱり僕はつまずいた。

「これこれこういう理由で免許の継続をしたいので、何かしら免許センターに提出する『免許継続可能です』といった定型の診断書がほしいです」

「えーと、多分そういう定型の書類はないから、免許センターに問い合わせて。じゃ、次の診察日は……」

　ええ⁉　ちょっと待ってちょっと待ってちょっと待って‼

　もう、脳内大パニックである。診断書がない？　いや、僕と同じくかつて脳の病（脳腫瘍）で倒れたことのある妻は、病後に免許を新規取得する際に、教習所から運転免許センターに提出する書類をわたされ、主治医に一筆とサインをもらったはずだ。

　脳梗塞も脳腫瘍も同じ脳の病気なのに、同じような書類はないのか？

　やはり、たったそれだけのことを、言葉にして説明することができない。医師と目も合わせられない。窒息しそうに苦しい。声が出ない。

「じゃあ次は○日でいいですか」

「はい」(蚊の鳴くように)

ただもうその場から逃げ出したくて、次回の受診日をメモに書き留めて立ち上がると、さっさと診察室を出て来てしまった。

やばい。食い下がって聞けば良かったけど、時すでに遅し。もう次の患者さんが診察室に入っていった。なんでこんな交渉すらできないんだろう。と落ち込むよりも、やはり猛然と苛立ちの感情が胸を一杯にする。

悪いのは俺か⁉ 違うだろ! 運転免許の継続は、脳梗塞後の患者の誰もが突き当たる問題のはず。にもかかわらず、それに対するガイドラインも説明もないのはどういうことなのか‼

脳梗塞後の患者がこうやって話しづらくなることも、脳外科医なのに分からないのか! 話しづらいの、見てて分からんか? いや、当時の僕は病棟の医師や通院の担当医に「話しづらい」と切々と訴えて、いずれも「きちんと話せてますよ」との返事しか貰えていなかった。

ああああ! 話しづらくて苦しいって言ってんのに! 苦しいって言う人を無視するのが医者か糞ったれ!

脱抑制恐るべし……。自分が上手く交渉できないこともショックだったが、それ以上にこの「不案内」「無理解」に対して苛立ちと怒りが猛然とこみ上げてきて、危険なクレーマーみたいに暴れたり叫んだりしたくなるのを、僕はただ必死に必死に抑えながら、敗残兵みたいにヨレヨレで帰宅。その日の夜もまた、案の定で心の窒息パニックに襲われて七転八倒するハメになるのだった。

やれやれ。結局そうこうするうちに、ただ不安の中で免許更新の時期を迎えてしまった。ピンチである。

知らない人が電話に出る

どうしよう。最大の懸案は免許センターへの電話だ。きちんと話せるだろうか? 相手に一方的に話されて、こちらの疑問が解消しないうちに電話を切られはしないだろうか。

複雑な内容を伝える会話が、なにより相手の顔が見えない電話を介してのやり取りが、当時の僕にとっては最も難しかった。その時点での僕は、携帯電話にかかってきた仕事の連絡や家族からの連絡で、何度もパニックを起こして相手が何を言っているか分からなくなって、電話を切ってしまうことを繰り返し、すでに「仕事の連絡はメールのみにします」宣言までしていたぐらいだったのだ。

そこで僕は免許センターに電話をする前日からパソコンに向かい、メモをしたためプリントアウトした。脳梗塞で高次脳機能障害だと言われているということ。身体面の麻痺はほぼ解消傾向だということ。てんかんの発作などはないこと。飲んでいる薬の種類。そして医師から定型の診断書などがないと告げられたこと。それら電話口で申し出ることを、話し言葉で文書化した。

そしてそれを何度か予行演習的に読む。こうして万全の態勢を整え、いざ携帯を手に、電話したのだったが……。

「はい、斉藤です」

「……!!」

え？　斉藤!?　どこの斉藤？

「もしもし、斉藤ですが」

「……」

えーと、俺はどの斉藤さんに電話したっけ？　いや、そもそも今電話したのは運転免許センターか！　ということは、電話口の斉藤さんは僕の知ってる斉藤さんズのうちの誰かじゃなくて、まったく知らない斉藤さん！

「すみません。間違えました」

間違い電話のくせに無機質な声で言う失礼な僕に、無言で電話を切る知らない斉藤さん。ごめんなさい斉藤さん。パニックになる気持ちを抑えつつ、深呼吸して、改めて番号を確認してダイヤルする。

「はい、浜田です」

「……すすすみすみません」

嚙み嚙みになりながら電話を切った。浜田って誰⁉　じゃなくて携帯が壊れた？　だが、携帯の発信履歴とパソコンの画面の運転免許センターの電話番号をよくよく見比べると、なんだ間違ってる。斉藤さんに浜田さん、本当に済みませんでした。

さて気を取り直して、再度番号を確認し、携帯電話に打ち込み、発信ボタンを押す前に念のためにパソコンの画面と見比べたら……また間違っている。さすがにぎょっとしたが、再度間違いを修正し、二度三度確認し、深呼吸してダイヤル。ようやく運転免許センターに繋がったのであった。

対応してくれた免許センターの職員は、柔らかい口調の女性だった。こちらのたどたどしく棒読みな質問に、明確にゆっくり、そして正確に返答してくれた。

職員の女性曰く、高次脳機能障害について医師が書く明確な診断書形式などは確かにない。理由は、そもそも「この人は免許継続可能」と判断する責任の所在は医師にはないから。ただ、普通の免許更新と同様に、運転免許センターを訪れて、窓口で事情を告げて「適性審査を受けるように指示されました」と申し出れば、高齢者の免許継続に必要な追加適性審査などと同様に審査を受けることができ、問題なければいくつかのアンケート的な質問に答えて、その後は一般の免許更新とおなじ手続きで更新できるのだという。

「いまお話しした感じだと、たぶん適性で落とされることはないと思いますよ」

十分ほどの説明の最後にそんな言葉を投げかけてくれた女性職員。もちろんここで「ありがとうございます」を言えば、ありがたさと感動に号泣するのは目に見えているので、抑えに抑えた小さい声で「はい」と返事して、電話を切った。

電話を切った後に、安堵と感謝に涙を抑えられなかったのは言うまでもない。と同時に、「だったらどうして医者が同じ説明をできんのじゃ！」と猛烈な怒りもこみ上げてくるが、この気持ち、誰かに伝えずにはいられん。わざわざ二階の寝室に駆け上がって、朝寝坊な妻を揺すって報告である。

「ねえねえ聞いて。免許センター電話したよ。きちんと話せた。職員の人、ゆっくり話してくれて、俺の話も聞いてくれて、説明の意味も分かった！　めちゃめちゃいい人だった。あああ！　嬉しい！」

「そうかー。よかったじゃーん」

「よがっだ（半泣き）。こうして少しずついろんなことができるようになるのがなあ」

「よかったじゃーん。別にあたしが電話してあげてもよかったのに～」

　涙声で報告する僕に、目を開けないままで返事をする妻。お前が電話してくれるんだったらせめて午前中に起きんかい！　などと内心思うも、この時点ではまだ僕は自分に何ができなくなったのかが分からず、何でも一人でやろうともがいていた（その後は苦手作業は片っ端から妻に依頼するか、ふたりでやるようになった）。

ようやく第一関門突破！　だがその翌日、運転免許センターに赴いての更新手続きでは、僕は連鎖するパニックの中で半殺しの目に遭うのであった。

このままでは、生きていけない

朝一番、運転免許センターに向かい、まずは総合窓口。

「これこれこういう事情で適性試験を受けて免許継続したいのです」

などと端的に言えればいいのだが、そうはいかないのが高次脳機能障害な僕。

「ええと、僕は今年の五月末に右脳に脳梗塞を起こして、身体の麻痺はあまりなかったけれど、高次脳機能障害と言われて、退院は七月第三週で今は通院リハビリ中で〜〜〜」

とまだるっこしすぎる説明をする僕に、露骨に怪訝な顔をする窓口の中年女性職員。

嗚呼、あなたの心の声が聞こえてきます。

（そっから話すんかいオッサン！）

ごもっとも！　だけど、どこから話せばいいのか分からんのです今の僕。だが、この女性職員、不審者である僕の長々とした説明を途中で遮って、言った。

「あ〜、であれば○番に行っていただいて○の用紙に記入して○番で印紙を買って用紙に貼って○番の前でお待ちください」

ええええ！　ぶっきらぼうに機械的に話す女性職員。たぶん定型句なのだろうが、早口で言われた言葉は全く頭に入ってこない。何番と言われた？　一番初めに言われたのは二番窓口か？　聞き返すこともできず、激しい動悸を抑えながら二番窓口に向かって、またしてもまだるっこしい説明をすると、やっぱり話を遮られて「それはここではなくて先に四番です」と言われた。

もうやばい。パニックになりながらも窓口の指示に従い、二度三度と同じ窓口をたらい回しにされながら、なんとか申し込み手順を完了。

そんな早口で説明されても分からない。なぜ手続きの手順を紙一枚に分かり易く文書化したものがないのか！　健常だった頃には気付きもしなかっただろうお役所手続きの不案内さに苛立ちを感じながら、ようやく高齢者講習と同じ窓口に並ぶ。

が、ここでまたトラブル発生。前から思ってはいたが、実は高齢者というのは意外にマナーを守らない者が多く、何人かの傍若無人なジジイに順番を割り込みされたのだ。ヤバい。怒りが胸を破裂させそうになる。「並んでるんですけど！」などと文句を言えば、同時に膝蹴りでも入れてしまいそうなほどに感情のコントロールが効かない僕は、必死に下を向いて気持ちを抑えつけるしかない。

幸い適性試験そのものはさほど難しい内容ではなく（と言ってもどれだけテンパって

いたのか試験内容が一切記憶にない）、試験後にいくつかの質問に答えるアンケートのようなものに記入をしてクリア。だが今度は、軽微な違反履歴のある者に課せられる違反者講習の教室で、僕はパニックに陥ってしまった。

違反者講習では、暗幕で暗くした部屋の中で交通事故遺族のインタビュー映像を観せられたのだが、これがまずかった。

幼い娘を交通事故で亡くした父親のインタビュー映像だ。愛する娘の命を理不尽に奪われた父親の、深く刻まれた眉間のしわ。冷静に淡々と、喪失の大きさと交通安全の大切さを語る男性。それこそ叫び出したいほどの怒りや悲しみを抑えに抑えて、冷静な声を出しているのだろう。

父親が娘の事故死から味わったであろう哀しさ悔しさやるせなさ。あらゆる気もちが、一気に僕の脳に流れ込んできて、猛烈な苦しさに包まれた。

窒息感に加えて、後頭部の皮膚が痺れたようで、目を開けていても脳貧血のように視界にノイズがかかる。胃の中のものを吐きそうだ。けれども、これはあくまで違反者講習。途中でゲロをぶちまけたり退席などしては、せっかくここまでたどり着いた更新手続きが台無しになってしまう。

早く終われ。ただそう願いつつ、両耳に指を入れて下を向いて目を閉じ、映像が終わるのを待った。

後になって冷静に考えれば、急な体調不良で退席したから免許更新できませんなんてことはないだろうが、その時の僕にそんな複雑な思考ができるはずもない。ただただ猛烈な苦痛にさいなまれながら、受講終了。ようやく新しい免許証を手にした時には全身の虚脱感に襲われ、構内のベンチにへたり込んでしまった。免許センターの女性職員との電話で上手く応答できて感じた回復への期待など、もはや記憶の彼方だ。

病前に当たり前のようにやれたことの、何もかもがまともにできない。できないならまだしも、そのひとつひとつにいちいち死にたくなるような苦しさがついて回る。一事が万事、こんな感じである。こんなにつらいなら、もう一歩も家を出たくない。妻や一部の友人や限られた取引先の人以外に会いたくないし話したくない。むしろ妻以外誰とも接触したくない。

だけどそれじゃ、生きていけない。

医師から高次脳機能障害と言われ、リハビリの先生たちから毎月渡される回復目標のシートには、注意障害や遂行機能障害といった項目にチェックがついていたし、緊急入院した急性期病棟の担当言語聴覚士からは「呂律が回復した後も、話しづらいような症状が長く続くかもしれない」と言われてはいた。

けれども具体的に退院後にこんな苦しさに悶えることになるとは、診断書にも医師の説明にもなかった。いったいホントに僕はどうなってしまったんだろう。

物理的な身体の麻痺は日を追うごとに、リハビリを頑張れば頑張る程に、感動的な程どんどん回復していく。一方で高次脳機能障害は「四六時中号泣寸前」みたいな状態こそ発症後三ヶ月ほどで解消傾向を感じたけど、そのほかは遅々として回復が感じられないし、むしろやれないことや苦しいことが日々新しく追加されていく。

このままでは本当に、生きていけない。

備忘録によれば、この頃（発症後四ヶ月程度）から僕は、自身がどんなことができなくなり、どんなシーンで苦しさを感じているのかの自己観察と、その理由を考察する作業に入り始めている。

第二章　僕ではなくなった僕が、やれなくなったこと

何ができないのか、なぜできないのか、どうすればできるのか。ひとまずこの原稿執筆時（発症後二年半）での結論を先に挙げると、脳梗塞後の僕に残った障害は、以下のものだった。

・注意障害
・情緒の脱抑制
・作業記憶の低下
・脳の情報処理速度の低下

そして上記が絡み合った結果としておきた、

・遂行機能障害
・離人症（的症状）

・心因性失声
・いくつかの種類のパニック

以上。いきなり専門用語っぽいものドーンときた！　これは自らに対する観察と考察と試行錯誤に加えて、研究者や当事者の書いた何冊かの本や医療スタッフからの意見などを交えて出した結論。実際には発症から一年以上経ってから新たに気づいた障害があったり、それによって解釈が更新されたりもしたが、あえて本書ではあーでもないこーでもないと考え続けた時間的経過を追うことはしない。それをやり出すと、たぶんこの本は上中下巻に別冊までもが必要になってしまうからだ。

また、同じ僕という人物のことを書きながら、先の闘病記『脳が壊れた』上梓時より考察が深まった分、やはり解釈が変わっている部分があることは、ここでお断りしておきたい。

では、それぞれの症状について、追っていこう。

ガン見と変顔

まずは考察するまでもなく答えが出ていたものからいこう。

ふたつある。

まず第一に、本書でもこれまでの著書でも触れている「視線の凝視」、おっぱいガン見現象の理由については、入院中の段階でリハビリの先生から「注意障害のひとつだ」と指摘を受けていた。

注意障害と聞けば通常は単に「不注意」＝注意力が足りずにケアレスミスなどをくりかえすことを想起するだろう。けれど人というものは「適切なものに適切な量の注意」を払うことで、初めてバランス良く行動をすることが可能になっていて、ある時は不要な情報を無意識に無視し、たくさん入ってくる情報の中から必要なものにのみ注意を向けることが必要になる。

僕の場合は注意障害の結果「注意する必要がない情報」に注意が向き、しかもそれを自力でキャンセルできない状況にもなってしまっていた。

それが目の前の胸の谷間から目が離せない僕。もちろんこの凝視の間は、本来注意を払うべきものや集中すべきことがおろそかになっているわけで、この時点で僕の中では不注意と注意の過剰が同時に起こっていたことになる。

テレビを見ながら食事をすると、テレビばかりに注目（凝視）して、本来払うべき

「一度箸に取った食べ物」への注意がおろそかになる子どもと同じだ。結果としてそんな子どもは箸から食べ物を落としてしまったり口から食べ物をこぼしたりする（ちなみにこれは注意障害もちの我が妻の日常風景）。

第二に、やはり本書でここまで書いた「表情がつくれない」「顔が変な風になっちゃう」の症状。これは感情の脱抑制が原因なのは言うまでもないだろう。あらゆる感情が強すぎて、それによって本来ありえないほど感情が強く表情に反映してしまう。加えて、その異様さに自ら気付いて必死に表情が崩れるのを我慢していることが原因で、僕の顔面はコントロールを失った。

同じく感情の脱抑制が起こした事態には、様々な場面で号泣してしまう、大きな感情を伴う話ができなくなってしまう、感情任せに早口で一方的に話をしてしまうことも含まれる。

ただしこの「話しづらい」については単なる脱抑制以外の原因が後に判明していくので、その考察は後ほどさせてほしい。

以上の二点は、五十日程だった短い入院生活の中で、自分の中である程度解釈できた障害だった。だが残念ながら僕が抱えることになった障害のほとんどは退院後にあらわになり、混乱の中、手探りでその解釈を進めることになった。

ここまでに記した、「自分が他人になったような感覚」だとか「就寝前の七転八倒の窒息感」なども、退院後になってより強く僕を苦しめるようになり、その原因を担当医からもリハビリのスタッフからも説明されることなく、なんとか自力で闘うしかなかった症状だ。

……と真面目に書きながら、ハタと気付いた。ああ、真面目に描写すればする程、とてつもなく深刻な雰囲気になってきてしまうではないか。確かにあらゆる障害は堪え難い苦しさを伴ったものだった。けれども実際に障害と向き合った僕は、そこまで深刻じゃなかったし、苦しい苦しいと言いながらもそこまで悲観的でなかったと思う。なぜなら露呈していく障害の考察と対策は、「脳コワさん」命名者のちゃらんぽらん女王＝我が妻と二人三脚で行っていったからだ。

脳コワさんの先輩であり、昔は血まみれリストカッター娘だった筈の妻は、三十代前半で非常に存命率の低い悪性脳腫瘍を生き抜いた体験などもあって「お前それ無責任なんじゃないの？」と思うことも度々あるほどの突き抜けた楽天家。

そして、その妻の命名によれば、高次脳機能障害の僕に起きた症状・障害は、こんな言葉に置き換えられることになるのだ。

・井上陽水
・架空アイドル現象
・夜泣き屋だいちゃん
・ロパックン
・イラたんさん
・初恋玉

君、ふざけてるのか⁉　と思うが、意外や意外。それぞれの症状による苦しさは、こうして変なネーミングをされたことで、すこしだけ苦しさが和らいで、すこしだけ立ち向かい易くなった気がする（ような気がする）。

僕自身、真正面から一番苦しかった時期を掘り起こすと吐きそうになってくるので、ここからは妻のタッチをそのまま採用しよう。

僕を包む井上陽水

さてひとつめ。井上陽水。昔はアフロヘアだったと我が妻が主張する井上陽水。

これは、病後の僕が訴え続けていた「僕が僕でない感じ」「羊水に包まれた胎児のように、何か見えない膜を介して現実世界に接しているようで現実感がない」という違和感の、羊水をもじって井上陽水である。

改めて考察すると、この症状は、あらゆる感覚・情報がソフトで鋭敏さを欠いて感じられるもので、当時のメモを見ると、「全身をサランラップでグルグル巻きにされたような」とも書いている。

目で見る景色はくっきりしているし、視力に問題はない。確かに脳梗塞発症から十日ぐらいのあいだは、細かい文字などは必死にならないと二重に見えたりしたけど（一時的な集中力の激減）、そんな時期はとうに過ぎて、きちんと遠くの物も近くの物も見える。にもかかわらず、なにか自分は現実世界ではないどこかにいて、映画としてその視野を観ているような、非現実感がある。

聞こえてくる音についてもしかりで、音はこもっていないけど、どこか別の世界で録音された音を聞いているように非現実的。

顔で受ける風や匂いについてもしかり。皮膚感覚はしっかりしていて麻痺などないのに、冷水で顔を洗っても、頭から氷水をぶっかけても、血がにじむまで頭を掻きむしっても、他人の身体を刺激しているようで全然しゃっきりしない。

この症状については、担当だった脳外科医たちやリハビリの先生にもたびたび訴えたが、みんな首を傾げるばかりで、その症状が何なのか、どうすればなくなるのかのアドバイスは一切貰えなかった。その後に読んだ高次脳機能障害関連の書籍や、支援団体などが配布するリーフレットにも、どこにも「自分が自分でないように感じる」の例は書かれていない。

ところがどっこいこの症状、実は同じ高次脳機能障害関連の書籍でも、「当事者が書いたもの」には度々登場する。その人によって表現や比喩の方法は違うが、他人として自分を観察しているようだとか、目は見えているのに霧の中にいるようだとか、どう読んでも同じ症状をさした体験談が散見されるのだ。

即ちこの井上陽水現象は、当事者にとっては普遍的な症状なのに、「○○症状」と命名すらされていない。高次脳機能障害に関わる医療現場では、当事者が訴えているにもかかわらず、見逃されている症状だとしか思えないのだ。

役立たずのお医者様たちが首を傾げるだけの中、僕は僕の中の陽水さんにお帰りいただきたくて、入院中からストロングなコーヒーにその「尖った刺激」を求めたりもしたし、鼻の中にかゆみ止めのムヒを塗りまくったり、フリスク一ケースを丸ごと食べて後悔したが、ほとんど意味はなかった。

わー！　シャキっとしたい！　この膜から脱出したい！　求む、清涼感!!　そもそもこの膜の正体はなんだ!?

ヒントは意外なところに落ちていた。

くどいようだが、高次脳機能障害である僕の当事者感覚は、他の様々な脳コワさんたちと通じている。そして僕はこれまで多くの脳コワさんを取材してきて、いまだに接点のある取材対象者も少なからずいる。

そこで僕は、「俺が俺じゃない感じになっちまっただ！」とかつての取材対象者たちに伝えてみたのだ。電話とかマジ無理なので、メールやらＬＩＮＥやらで……。

案の定、という程には期待していなかったが、「それそれ！　めちゃ解ります！」という反応がいくつか返ってきた。

「日によって、天気によって、季節によって自分にも井上陽水が襲ってきます！」

「子どものころからずっと井上陽水と一緒に暮らしています！」

「生理前後に必ず井上陽水が現われます！」

「学校や会社に行くと必ず井上陽水がいます！」

続々届けられる、各地の井上陽水被害報告。だが返答者の多くはすでに精神科にかかっている。一体この症状について、彼らは担当医になんと診断名を貰っているのだろうか？

気になる疑問の答えは、「離人症《りじんしょう》」もしくは「解離性障害《かいりせいしょうがい》」だった。

え⁉ である。

解離と離人

まがりなりにも社会的困窮者をメインに取材活動をしてきた記者の僕。解離性障害や離人症といったものについての文献ぐらい目を通したことはある。

解離や離人とは、世の中の現実感が失われたり、自分が自分ではないように感じること。そしてその原因は「逃げることのできないストレス」と言われることが多い。虐待や暴力やイジメや、様々な直視できない苦しさを日々受け続けている人が、「その痛みは他人が感じているようなもの」と自分に感じさせることで自分を守らんとする、とても哀しい自己防衛的な反応だと僕は解釈してきた。もちろんストレスの原因がなくなった後にもこの障害は長く長く残るので、心身に大きなダメージを受けた人々が、その危機から脱してもなおいつまでもこの世に生きている実感を得られない、「その後の不自由」となって社会復帰の大きな妨げとなる。

けれども、実際にその診断を受けている当事者から、スッキリしたくて鼻の穴の中にムヒを塗りまくった僕に対して「わかります！」と共感を得るとは思いもしなかった。いやはや当事者認識とは本当に難しい。単にシャッキリしないとか自分が他人ぽいとか世界が作り物っぽいとか言えば、健常サイドはせいぜい「ぼんやりしているんだな」程度の理解だろうし、病前の僕だったら間違いなくそう思っていた。その状態にあることの苦しさについてまでは、想像が及ばなかったに違いない。

いや、単にぼんやりしてるんじゃない。この状態が四六時中続いているというのは、猛烈な閉塞感・窒息感がある。入院中の僕は、その現実感のなさから逃れたくて、自分の身体を鋭い刃物で切り刻みたいという強い衝動に駆られた。さすがに身体を切り刻むような激しく鋭い痛みがあれば、自分の身体を自分のものとして認識し、現実世界に一気に戻れるのではないかと思ったからだ。

無人島に流された遭難者が一日一日の経過を流木にナイフで刻んだ傷で数えるように、自らの身体に傷と痛みを刻み込めば、今自分が現実世界で一日一日を過ごしているリアルを実感できるのではないかと感じた。

これが解離や離人の苦しみだというのなら、まったくもって想定外だ。「自分が他人のようだ」が「身体を傷つけたい」や「死んで楽になりたい」の理由になるとは、さすがに当事者になってみなければ分からないことだった。井上陽水、奥が深い。

井上陽水の正体

さて、では僕が陽水さんとお別れするには、離人の治療をすれば良かったのだろうか。というと、それはそれで違うと感じている。なぜなら「当事者感覚は近しい」と断言できる一方で、多分その原因が違うからだ。

解離や離人は強いストレスからの回避的反応という。だが脳梗塞を起こして高次脳機能障害となった僕が大きなストレスを感じるようになったのは、むしろ発症からしばらく経った退院後、日常生活や仕事に復帰してからだった。しかし僕の中の井上陽水は、脳梗塞発症直後、外界から守られた環境だったはずの急性期病棟にいたころから堂々といらっしゃった。

では、どうして僕は「僕じゃない感じ」になったのだろう。丸二年かけて推測した（あくまで推測）その理由は、脳梗塞後の僕に現われた症状の中に「脳の情報処理速度の低下」があったことだ。ありがたいことにこの症状は、説明がし易い。

例えば脳梗塞発症から十日程後の僕は、紙に書かれた多数の番号を結ぶと絵柄になる「点つなぎ」の課題を妻から与えられて、必死になって十二分半でクリアした。だが全く同じ課題を発症後四十日の時点でやった結果は、わずか一分。二年半後の今やったらなんと三十八秒だ。

現在の脳が健常に近いとしたら、脳梗塞後の僕は同じ思考に二十倍近くの時間をかけていたことになるが、ポイントは「脳の情報処理能力の質」の低下ではなく、あくまで情報処理「速度の」低下であること。急いでやれないだけで、ゆっくり時間をかければ病前にやれた脳内の処理＝思考はおおむね可能だ。そして病後、僕の中でこの脳の速度が取り戻されていくことと、僕の中の現実感の回復は連動していた。

ならば、こんな推論が成り立つ。

病後の僕は脳の情報処理速度が落ち、脳に入力されるあらゆる情報を、脳内で処理し反応や判断、行動に移すまでの時間が、病前より遥かにかかるようになった。

例えば眩しい光が目に入って目を閉じるまでの時間とか、熱い物に手を触れてヒャっと手を放すまでの時間とか、そうしたありとあらゆる情報入力と反応の速度が落ちた。

だが、病後の僕の反応速度が1だったとしても、同時に僕の中には病前の「二十倍の反応速度で生きてきた身体感覚の記憶」も残っている。その身体感覚の記憶と、病後の実際の身体感覚のギャップがあらゆる知覚のシーンで積み重なった結果として、僕は世界に現実感を失い、僕自身をリアルに感じられなくなったのではないか。それは恐らくコンマ00001秒とコンマ00020秒みたいな本当に微細な処理の遅延なのだろうが、それがあらゆる脳活動において積み重なり、僕から現実感を奪い、僕は井上陽水で包み込まれたのではないか。

もしかすると、実際に離人や解離の診断を受けている当事者の脳も、こうした情報処理の遅延が自己防御的に起きているのかもしれない。

とまあ、これはあくまで推論に過ぎないし、脳機能のしくみは非常に専門的な分野だが、実際に高次脳機能障害者のもつ「離人症的な症状」について当の専門分野の人たちがあまり研究していないようなので、素人なりに考えてみて、一番しっくり来た解釈がこれである。

身体の記憶という財産

ということで、お次はこの猛烈な非現実感に対して、僕がどのように対策したかだが、実際のところこの分厚い異世界感の膜を破るために僕はなんの積極的戦略も立てられなかった。ただ日常の行動の中で「若干症状が少なくなった」「現実感の獲得に役立った」と思われるようなシーンはあった。

それが、音楽を聴きながらのジョギングと、バイクの運転である。

もやもやな非現実感の中にある僕にとって、音楽を聴きながらのジョギングでは、音楽のビートと踏み出す足のテンポが一致する感覚が、リアルさをもたらしてくれる経験だった。

もちろん肌を撫でる季節の風は、相変わらず自分のことのようには感じられない。けれども、ヘッドフォン越しに耳に入る音楽のリズムと、一歩一歩踏み出す足の振動がピタっと一致する感覚は、いわば脳に入る情報と自分自身の反応が完全に一致したような、爽快感と達成感を僕に与えてくれた。その一歩一歩のリアルがほしくて、僕は走りまわり歩きまわり、めちゃやせた。

一方のバイクの運転についても同様だ。あらゆることで自分自身がコントロールできずに苦しんでいた僕にとって、バイクだけは病後もほぼ僕の思い通りに動くもので、これは涙が出る程嬉しいことだった。

僕は人生の半分以上の時間オートバイ乗りで、今もバイクに乗らない日はほとんどないし、三十代の大半をアマチュアレースについやしてきた。

バイクは全身を使って能動的な入力をしなければ、思い通りには走ってくれない乗り物だ。そして有り難いことに、バイクは脳梗塞を患った後であっても、僕が操作した通りに見事に反応してくれるのだった。

日常の移動手段として長年乗り続け、競技で嫌という程の反復練習を重ね、全身と脳に染み渡った操作の記憶が、バイクのシートにまたがればなんの労もなく甦る。アクセル、クラッチ、そしてスキーのスラロームに似た下半身とサスペンションの荷重ワーク。加速、ブレーキング、切り返し、スライドコントロール、転倒（？）、競技ライダーだったのでクローズドのコースではコケるまで攻めるのが前提だが、転倒すら「これ以上やったらコケるな」といった自分の思い通りで楽しい！

実際のところ、日常生活や仕事への復帰は壁ばかりだったのに対し、バイクにおいては脳梗塞一年後には競技の練習会で病前とさほど変わらないタイムを出すことができたし、レースの初心者向けスクールで講師をすることもできた（ろくに話せないけど身体で憶えてください的に）。

それどころか、発症の翌年には、製造から四十年以上でしかも一〇〇ccに満たないポンコツ小型車で、千葉から新潟まで高速道路を使わない下道の旅をするなど、病前にはあえて挑戦しなかった無茶にもチャレンジすることができた。

あくまで僕の実体験に過ぎない。だが、身体を使って音楽に合わせて走ること（別に歩くのだっていい）、機械と一体になって走ること。いずれにせよ共通するのは単に脳を使うのではなく、「身体と同時に脳を使った」こと、なおかつ病前に元々身体に染み付いていた動きでそれを行ったことが、僕が現実感を取り戻していくのに有効だったように思うのだ。

さらば井上陽水！　僕を取り巻く非現実感の羊水は日々薄らいでいき、最終的には発症後一年と少々で、病前の現実感を取り戻すことができたのであった。

蛇足だが、本書をもし高次脳機能障害に携わる医療関係者や研究者がお読みになるのであれば、少々お願いしたいことがある。

まず第一に、思考速度が下がることも、現実感覚を失うことも、当事者の多くが訴えている不自由感なのにもかかわらず、その状態の「症状名」すらついていないことについて。これは当事者からすると非常に不安だし、頼りなく感じる。もっと言えば、当事者への聞き取りが全く足りていないことを示してはいないだろうか。

第二に、これは本書でこの後もたびたび訴えることになる核の部分だが、大事なことなので何度でも言う。「患者の訴えを無視しないでほしい」。

確かに訴えは分かりづらいと思う。耳が聞こえづらいと言っても難聴なのではないし、見た世界が変だと言っても視力が落ちているわけじゃないし、皮膚感覚がおかしいと言っても麻痺があるわけじゃない。それぞれの当事者の言葉は様々だろうが、その「言葉に表現した通り」の機能が失われているわけじゃなくて、それぞれの刺激に対しての現実感が本人から失われている状態なのだ。

だから間違っても「聴力検査しましたけど正常です」「気のせいです」などと言って、

当事者の苦しさの訴えを無視しないでほしい。それはこの上なく残酷なことだ。

たしかにこうした不具合は、具体的に病気の再発や命の危機に直結はしないかもしれない、だがその一方で当事者にとっては耐え難いほどに苦しい。そして、当事者が苦しいと言っていることについて、医療のプロから回答や理解をもらえないことは、「医療と当事者の信頼関係喪失」という具体的リスクに直結する。改めて、この井上陽水さん発症のしくみについて、専門的な追究に期待したい。

なんて偉そうなんだ俺。と思うけど、本音だからしかたない。

架空アイドル現象

さてふたつめ。当然のことながらこのアホらしい症状名は、我が妻が考えた。脳梗塞後に「人ごみが歩けなくなってしまった」僕の症状をさして、命名されたものである。病後の僕は人ごみを歩きたくないとか歩きづらいではなく、実際に歩けなくなってしまうことがたびたびあった。どういうことか。

症状が起きるのは、スーパーマーケットやショッピングモールの通路、駅構内などの多くの人が行き交う場所。病後の僕は、こうした場所に赴くと、人の流れの中で一歩も歩けなくなってしまうことがたびたびあった。その理由は、歩いてくる他人が、「全員僕に向かって歩いてくるように感じる」からだ。

この症状に陥っている僕は、向かってくる人を左右どちらに避ければいいのか分からない。人にぶつからずに済む、適切な位置どりができる気がしない。僕がまっすぐ歩けば確実にぶつかるし、なんと僕以外の通行人は傍若無人にもわざと僕にぶつかるラインで歩いてくる（ように感じる）のだ。

実際には歩いてくる人たちは、僕とぶつかる直前で進路を変えて僕の横をすり抜けていく。中には実際に肩が少し触れる人もいる。マズい。僕の位置どりが悪いのか？ 不安の中で歩む速度を緩めれば、なぜか僕の足には妙な脱力感が生まれ、背筋をピンと伸ばしていられなくなって猫背になり、いかつい不良にカツアゲされている真っ最中の子どものごとく膝が笑いそうになり、これまたなんでか軽く尿意が到来。

いよいよ耐え切れずに立ち止まると、今度は普通に歩いているはずの人たちの速度が上がり、僕だけがスローモーションの世界に叩き込まれたように感じるのだ。

速い！ すべてが速い！ 僕だけが遅い！ どのタイミングで歩き出しても、人にぶつかる気がする。人はどんどん向かってくるし、雑踏の中で立ち止まっているわけだから、いよいよ実際に肩が当たる人もいる。ひどいじゃないか!!

けれども再び歩き出すタイミングが、人の切れ目が分からない。不安と苛立ちと不快感が胸の中をぐしゃぐしゃにかき回し、叫びまわるかしゃがんで頭を抱え込みたくなる。

これが、雑踏を歩けない僕。そして、この症状の訴えを聞いた妻が命名してくれたのが「架空アイドル現象」なのであった。


「妻よその言葉、相変わらず意味がわからんよ」

「だって、他人がみんな自分めがけて寄ってくるんでしょ？　キャーって言いながら。寄ってくる人に囲まれて、なんか自意識過剰で自分がアイドルだって妄想してる奴みたいじゃん。そんなん架空アイドル現象でいいよ」

よくないよ！　そもそもキャーって言いながらじゃない。寄ってくるんじゃなくてぶつかってくる。あらゆる他人が悪意か猛烈な無神経さをもって僕の進路をふさいで歩いてくるように感じるのだ。すれ違い様に全員から舌打ちされたり唾吐いたりされそうだ。

相変わらず天才的なミスリード感覚の持ち主である我が妻だが、まあいいや。これもちょっとつらすぎる経験だったので、少しでも悲惨な印象がない「架空アイドル現象」の言葉を採用しよう。キャー。

それにしても、これは実に厄介な発作だ。普段こそ地域の住民以外の誰かが歩いていたら「どこのどいつだろう」と眉をひそめる程の過疎集落に住んでいるからよいものの、一生この集落に引きこもっているわけにはいかない。むしろ一番手っとりばやいのは、人ごみにお出かけする際には八〇年代のパンクロッカーのように全身トゲトゲの鋲ジャン（金属製の棘のついた革ジャン）を羽織って「近寄ると刺さるぞ」アピールをすることだと感じたが、四十路も超えて鋲ジャンなんて、それこそ高齢化著しい我が集落では通報沙汰になりかねん！

導かれることの有り難さ

そんなわけで、実際の対策は、こんなだった。

まず第一に、ひとりで出かけない！　常に妻と一緒に行動し、いざ架空アイドル現象が起きたら蚊の鳴くような声で「歩けんくなった」と訴える。そして手を引いてもらい、常人の半分以下の歩幅でゆっくりチビチビ歩くのだ。これが対策と言えるのかどうか微妙だが、効果は覿面《てきめん》だった。

　人の抱えた苦しさを冗談の文脈に持っていってしまう我が妻だが、僕が苦しいと感じていることについては絶対に否定しない。それどころか苦しさを感覚的に読み取って、こちらから差し出さなくてもすぐさま手を取ってくれるのだった。傍目には少し異様なのかもしれないが、妻は他人から自分がどう見えるかなどほとんど気にしないタイプ。

　それにしても、これまた当事者になって痛感したことだが、手を握ってもらって行く道を導いてもらえることの、なんと有り難く安心することか！　手を握られただけで脳内の苦しさがスッと半減するように感じる程だ。

　とはいえここで大問題。忘れてはならない。我が妻もまた、脳コワさんの大先輩。注意障害の当事者だから、歩く先は買い物の目的の品が置いてある棚じゃなく「そのとき注意を惹かれたものの方向」なのだ。

「妻よ、コピー用紙を買いにきたドラッグストアで、入店して、なぜまっしぐらでネイル用品の棚に行くのだ？」

「そこにネイル用品があるのが悪い。棚の配置が悪い。猫まっしぐら」

おまえ猫じゃないだろ。もしかしたらドラッグストアの店内とはこうした顧客の注意力の問題に期待してそのような商品配置にしているのかもしれないが、妻はいちいちその罠に引っかかってくれるものだから、妻の導く手に従っていたら人参一袋買うのに十分かかった挙げ句に、買い物かごの中には駄菓子やらどう考えても今日ここで買わなくていい物で溢れかえってしまう。

やはりひとりでなんとか歩けるようにならないと！　ということで、対策だ。退院から時を経て、徐々に妻の介助なしでの雑踏にチャレンジしていった僕。まず架空アイドル現象のパニックが始まった時には、とにかく身近な壁際に避難して、両手で耳をふさいで壁に額を当て、心のざわつきが収まるまでじっとしているようにした。ちょっと情けない姿なのは分かっている。妻に言わせると「ひとり壁ドン」らしいが、いや、まじでつらいんだって！

だがこのひとり壁ドンは決して無駄ではなかった。壁際の避難民になった僕は、そこで新たな発見をしたのだ。この壁際避難状態からそのまま壁際に沿って歩くと、人の往来の流れが見えてくるのだ。

多くの人は通路があれば真ん中付近を歩き、僕と同じく壁際を歩いている人は、僕がまっすぐゆっくり歩いているのに気づけば必ず横に避けてくださる。避けない人がいても、立ち止まれば確実に避けていく。

ありがたい！　壁際こそ我がルートよ！　これはあれか。武道家がひとりで十人を相手に闘う時、行き止まりの狭い通路に入ってしまえば一対十になるのではなく一対一（×10）になるという秘技と同じか？　考えすぎか……。

などと思っていたら、同じように壁際をゆっくり歩く人がほかにもいることに気づいた。失礼を承知で言えば、「たぶん相当におボケが来てるんだろうなあ」と思わせる高齢者たちである。朦朧とした感じで無表情で、下を向いて、遅々たる歩みでチビチビ歩く爺さん婆さん。彼らは僕と同じような動きで、僕と同じこわばった表情で、僕と同じルート選択をしているのだ。

見れば壁際に手すりがあっても、それを使っているわけじゃない。多分間違いない。あの高齢者たちもまた、脳コワさん仲間だ。彼らは僕と同じ架空アイドル現象に苛まれているのだろう。キャーっとは言わないが、他人が自分に向かってぶつかってくるように、そして自分では避けられないように感じているのだろう。

僕はそんな高齢者たちに長寿のお祝いとして、鋭い棘がビンビンに逆立ちまくった鋲ジャンをプレゼントしたくなった。彼らの歩行ルートを確保してあげたくなった。わしらに当たると刺さるぞ痛いぞ!!

なぜなら残念なことに、壁沿いルートは万能ではないのだ。壁沿いが安全地帯なのは駅構内通路などだけで、駅のホームの端っこは歩いてはいけない危険地帯だし、スーパーマーケットにおける壁沿いとは商品棚沿いのことで、むしろメインストリート。ならば我々脳コワ勢はどこを歩けばよいというのか。やっぱり一番効率的なのは、ナ〜イフみたいに尖っては触るもの皆傷つける鋲ジャン作戦なのか。

逆説的発想まで生まれてきた。そういえば古い友人に、若気の至りで鋲ジャンばかり着ているハードコアなのが何人かいたが、普段はとても温和で、どちらかというと戦闘的コミュニケーションが苦手な奴らだった。反社会的に見える一方で正義漢で融通が利かず、面倒くさい奴が多かった。

だとすれば彼らの鋲ジャンはファッションじゃなくて、自分に対して否定的で攻撃的な他人を事前に排除するための、意思表示ツールだったのか？　やっぱ考えすぎか……。

三種の神器＝耳栓、サングラス、帽子

閑話休題。介助も鋲ジャンもなしで雑踏を歩くためには何が必要か？　そもそも、なぜ架空アイドル現象などという謎の状況が起きるのだろうか。この現象の原因追究は、比較的早い時期からできていたと思う。

なぜなら退院直後こそ人ごみという人ごみで、片っ端から架空アイドル現象を起こして歩行不能状態に陥っていた僕だったが、病後、時間が経つにつれて、「ほかの条件」がいくつか重なったときにのみパニックに陥るようになっていったからだ。

その条件とはこんなである。

不快で音量の大きな騒音がある場所、例えば大声で客寄せをする売り子のいる店の前や、「エスカレータにお乗りの際は足元に〜〜」の無機質なアナウンスを無意味に何度も大音量で流し続ける建物構内。

音がこもっていて何を言っているのか聞き取れない大音量アナウンスを、駅員ががなりたて続けている駅構内。

ほかにもイルミネーションやネオンなど明滅する光や、デパートの化粧品コーナーのように、過剰な照明とそれを反射する商品が沢山ある場所。派手な原色を使うポップが多数ある店内。海外製のバス用品など強い臭いを放つものがある場所。

または、動く方向がトリッキーで読みづらい「子ども」が多い場所。

さらに、このような場所に加えて、複数の買い物をする必要があったり、いくつかの場所を経由して定時に到着しなければならない予定がある状況では、僕はかなりの高確率で架空アイドル現象に見舞われ、ハアハアしながらひとり壁ドンプレイをする人になるのであった。

なるほどなるほどである。

実はこれらはすべて、単に人ごみの中を歩くというタスクに加えて、脳内に入ってくる情報が多い状態だ。

考えてみてほしい。そもそも人が人ごみの中で他人に当たらずに歩くというのは、それだけでも脳内で非常に高度な情報処理が求められる行動なのだ。互いに少し歩く方向をずらして当たらないようにしているし、歩む速度を緩めずに即座に相手の身体全体の動きや目線を読んで、瞬時に自らのルートを選択している。

だが高次脳機能障害となった僕の場合、まず前記したように「脳の情報処理速度の低下」があった。つまり他人がぶつかってくるんじゃなく、僕がぶつからないルートを健常者と同じスピードで選択できていない。

加えて脳梗塞後のポピュラーな障害として、僕には遂行機能障害＝いくつかの作業

（脳の情報処理）を同時に行なったり、いくつかの課題に優先順位をつけて一つずつこなしていくことができないという症状があった。

単に人にぶつからないルート選択なら、脳の処理速度が戻ってくれば可能になる。けれどもその情報処理中に外部からの情報入力があったり、考えるべきことが他にもあると、他人にぶつからないルート選択という情報処理を同時にこなすことができなくなって、僕は破綻をきたす。

無意味にがなり立てるだけで、聞き取れない駅のアナウンスなど無視すればいいものを、僕の脳はその無視ができずに、一生懸命アナウンスの内容が何なのかを聞き取ろうとしてしまい、本来優先すべき「人を避けて歩く」ことに必要な脳の余裕を失う。無意味に駅のアナウンスを聞き取ろうとしてしまうことも、「おっぱいを見続けてしまう凝視」と同じだと考えると、遂行機能障害とは「その時に集中すべきタスク以外に脳の処理機能を使ってしまう」、すなわち注意障害の延長線上にある障害と解釈することもできる。

そしてその当事者になってみて改めて僕が理解したのは、脳にとっては言語もその他の音も臭いも光もすべては「情報」なのだということだ。

視聴覚嗅覚皮膚感覚、五感で感じるあらゆる強い情報を僕は無視できなくなった。強すぎる照明の光、色とりどりの大量の商品、不快な臭い、蒸し暑さや寒さや、我慢している尿意とか、着ている服のタグのチクチク……そんなものまであらゆるものが脳にとっては情報。

その情報の奔流の中から、必要なもののみをピックアップすることができず、「全ての情報を受け入れて、結局全ての情報を処理できない」。結果として何もできなくなって苦痛だけが膨れ上がるハメになる。

これが僕の架空アイドル現象という名のパニックの正体だった。

処理する情報が多すぎるとパニックを起こすなんて、なんだかちょっと昔のパソコンみたいだが「みたい」じゃないのだ。脳の情報処理速度が落ちているということは、必要な演算にCPUやメモリのスペックが足りていないコンピュータ。遂行機能障害によるパニックとは、不要な演算処理が大量に実行されていて本来実行したいプログラムが動かなくなっている状態。パニックで歩けなくなっている状態とは、いくつものアプリケーションを同時に処理させているときのウィンドウズPCにおける砂時計マーク、マッキントッシュにおけるレインボーカーソル（虹色のクルクル）なのである。

なんということか。じゃあ僕がパニックしているときには頭の上にレインボーカーソルが出てクルクル回ってくれれば誰にでも僕がフリーズしてるって分かるのに！　とおもうが、人間そんなに便利じゃねえ。

ここまで解釈が進めば、ようやく抜本的な対策がとれる。妻の介助や壁際ルート作戦に加えて、僕がチョイスしたのはやっぱ鉄ジャン、ではなくて、三種の神器＝耳栓とサングラスとツバのあるキャップ（帽子）だった。全ては自身に入力される情報＝刺激を緩和もしくは制限するツールである。

高性能耳栓で不快な音という情報をカットし、サングラスで不要な光という情報もシャット。キャップはうつむくだけで、強すぎる光や見る必要のないものを視野から排除する優れものツールだ。人ごみを歩く際でも、キャップのツバの下に見える対向者の足元さえ見えていれば、人にぶつからずに歩くルートに専念できる。

驚いたのは、向かって来る人たちの足運びにさえ集中できれば、意外に相手の進路が判断できてしまうということ。実は入院中には「制御できない表情を人に見られたくない」という理由でキャップを被ってマスクをしたら、担当のリハビリスタッフから「変質者みたいだからやめましょう」と言われて諦めた経験があるが、ちくしょうめ。きちんと説明してキャップだけでも被らせてもらっていれば良かった。

加えて、行き先での用事や目的地へのルートも、あらかじめ整理する習慣をつけるようにした。例えばスーパーマーケットで、いくつもの買い物をする場合は、何がどこに売られているのか、ある程度把握している行きつけの店を選ぶようにし、買う物は暗記に頼らずメモを多用することにした。電車の乗り継ぎ移動がある際は、必ずネットで検索したルートをプリントアウトし、迷うことなく取り出せるよう一番上の服の右ポケットに入れて持ち歩くようにした。

いずれも「人ごみを歩く」に加えて同時に考えるタスクを軽減する工夫だ。出かける前には、財布、携帯、キャップ、耳栓、サングラス、そしてメモ帳。指差し確認よし！　こうして僕は、架空アイドル現象を克服したのであった。

ちなみに経験した最後の発作は、脳梗塞発症からちょうど二年後。動員数六万人を超える大規模なアート系のイベントのチケット発券場で起きたものだった。開場時間直後、ものすごい雑踏の中で入場者の整理をするスタッフは拡声器を片手に大声でなにかをがなり立てている。だが、その声は早口で大音量に割れていて、何を言っているのか分からない。

ほとんどの障害が緩和されていた時期だったが、油断して耳栓を忘れたのが致命的だった。やはり全身脱力状態になって雑踏の中を進むことができなくなり、ついには座り込んで立ち上がれなくなり、僕は同行していた妻にチケット購入を頼む羽目になった。

あんなに大音量で聞き取れない言葉を、何度も何度もわめくことになんの意味があるのか！　と、猛烈な苛立ちも感じていたから、もしかすると架空アイドル現象の原因の中には、必要以上に大きくなってしまう不快な感情を制御できないことで、それ以外の脳の情報処理速度が落ちてしまうという側面もあったのかもしれない。そういえば、病前から僕は「歩けなくなる」という程じゃなかったけれど、人ごみは大嫌いだった。

さて。当初は「もう家から出たくない……」と落ち込んだ架空アイドル現象だが、必死にその原因や対策を考えたことは、非常に多くのヒントを僕にもたらしてくれたと思う。得たものの中で最も大きな収穫は「パニックとは何か」についての考察と理解だ。

第三章　夜泣き、口パク、イライラの日々

パニックとは何か

そもそもパニックって何だろう？

言葉の定義としては、パニックとは突発的に不安や恐怖などの強いストレス要因に直面した人間が、混乱して正常な思考ができなくなっている状態、ということになるだろう。

一方で「パニック障害」の定義は、恐怖や不安などを感じた時に分泌される神経伝達物質の「ノルアドレナリン」と、興奮の制御に関わる「セロトニン」のバランスが崩れることが原因とされている。症状としては突然息苦しさに襲われ、発汗・動悸・頻脈・震えや目眩に加えて「このままでは死んでしまう」と思う程の強い不安感に苛まれる。

ここまでが、主に社会的困窮者をターゲットに取材をしてきた僕の予備知識。実際に

病前の僕の取材対象者たちの中には、発作的にパニック状態に陥る人たちが少なからずいた。本人から「パニック持ちです」と言う者もいたし、パニック障害という文字通りの診断を受けている者もいたし、取材で接しながら「今この人はパニックを起こしているな〜」と僕が感じる者もいた。

例えば、過換気症候群の発作や、トイレに駆け込んでの嘔吐なんて場面は、家出少女に対する取材の中では何度もあったことだ。

取材に応じて話しながら、どんどん貧乏ゆすりが激しくなり、ついには立ち上がって身体をガタガタゆすりはじめ、「ちょっとトイレ！」と叫んでトイレに駆け込んだある少女。しばらくすると彼女はリストカットした傷口に鮮血滲むトイレットペーパーを押し付けて戻ってきて「まじスッキリしたわー」なんて本当に爽快な顔をして僕を驚かせた。そんな彼女は、性的虐待の過去をカミングアウトしてくれた十七歳の家出少女だった。その後は、結婚と出産後に統合失調症の診断を受け、今も回復と再発を繰り返している。

混乱しすぎて言葉が出なくなるタイプのパニックも見てきた。苦しそうに話していたと思いきや、会話の途中で放心したように目線がうつろになっての緘黙《かんもく》（黙り込み）。

または言葉がのどに詰まってしまって出てこない自分にいらだつように、激しい貧乏ゆすりや、自身や壁を叩くなどの行動をしながらの緘黙のケースもあった。

逆に言葉がほとばしり出て早口に話し続け、呂律が回らなくなって日本語の体をなさなくなったり、言葉の整合性が全くなくなったり、「わかんないわかんないわかんないわかんない」などと同じ言葉の極度のくりかえしや、会話の途中から相手のいないつぶやきのような話し方になってしまうみたいなケースもあって、これらすべてを僕はパニックと解釈していた。

メンタルを病んだシングルマザーへの取材に集中していた時期には、朝起きて携帯を確認すると、誤字まみれで日本語の体をなしていないメールや、嗚咽とすすり泣きしか聞こえてこないちょっとホラーみたいな留守電を聞いて、深夜のパニックの痕跡をそこに見ることとなった。

確実に言えるのは、ほとんどの脳コワさんはその症状に強弱はあれどパニックを抱え、それに苦しみを感じていたということだ……などと偉そうなことを書く自分を、今の僕は一発はり倒したい程に、強く後悔している。

最低だ。

なぜなら、取材の中で散々目の前でパニックを起こす当事者を見てきたにもかかわらず、僕には大事なものが欠けていた。僕自身は子ども時代からパニックらしいパニックを起こした経験がなくて、パニックを起こしている当事者を目の当たりにしながら、この人は精神が混乱して、この人本来の能力を発揮できていないんだろうなとか、頻繁にこうしたパニックがあるなら社会適応面では相当なマイナスになってしまうだろうなとか、冷静な客観視に徹していた。

もっと酷いことには、「この人はパニックの中にあるので、この人が今話していることを取材しても文字（記事）にはできない」といった観察で彼らを見ることすらあった。

土下座で懺悔したい。

目の前に本当に苦しみもがいている人がいるのに、冷静に観察なんかしている場合じゃない。その時の僕は、どうしたら彼らが楽になるのかを、相手と一緒に真剣になって考えてあげるべきだったのだ。そう。病前の僕には、パニックの当事者が「どれほどの苦しみを感じているのか」について、推察も慮りの視座も、全く欠けていたのであった。

とんでもない話だ。予備知識でも「このままでは死んでしまうと思う程の苦しみ」なのだとは知っていた。けれどもそれは文字情報として知っていただけ。その苦しさは目に見えない苦しさで、本人の中にしかない苦しさで、「実際には存在しない苦しさを本人が感じているだけ」とすら、僕は思っていた。

そうじゃない。心の痛みや苦しさは、身体の痛みと同じく、確実に存在し、感じるものなのだ。むしろ、どうすれば楽になるのか分からないだけ、身体の痛みより手に負えない。それこそ感じている心の激痛が身体を痛めつけることで少しでも紛らわせることができるなら、我が身をザクザク切り刻んでリアルな血を流してもいい。「蚊に刺された痒みを取るために他のところをつねる」と同様である。

本当に、楽になるためだったらなんでもしたい。目の前に、一時でもその苦しさを無くしてくれるけれど一度手を出したらその後に地獄を見るのが分かっているような薬品、つまり麻薬のようなものがあれば、迷い無く手を出したいほどの苦しみなのだ。

こんなことを知らずして、よくもまあ社会的困窮者を主題にフィールドワークなんかやってきたものだと我ながら呆れる。「当事者の痛みが分かって僥倖」とは我ながら殊勝なことを言ったものだが、実際の僕はかつての自分への猛省と逃れられぬパニックの苦しさの中、日々押しつぶされていくのであった。

「あ〜〜、そろそろ懺悔いいですか？　あんたは深刻すぎるんだよね、そんなんじゃお客さん帰っちゃうよ、夜泣き屋だいちゃん」

天からの声……ではなく、言わずもがな、我が妻からのツッコミである。お客さんて誰？

ともあれごもっともである。懺悔と後悔ばかりしていても仕方ない。こうしてパニックというもののリアルな苦しみを知ったならば、あとはこの苦しさから逃れるために考察タイムだ。なぜそうなる？　どうすれば楽になる？

夜泣き屋だいちゃん

僕の抱えたパニックにはいくつかの種類が存在するようだった。

例えば、すでに本書でもたびたび書いている「夜のベッドで七転八倒」の症状。我が妻命名では「夜泣き屋だいちゃん」である。

少々ひねりが足りないが、そのまんま文字通り、夜に泣く僕。妻からすると、夜中に泣きついてくる僕。症状についてはここまででも軽く記述してきているが、詳しく掘り下げるとこんな感じだ。

脳梗塞発症直後から、僕は夜のベッドで謎の窒息感のパニックに襲われ、身体中をかきむしってころげまわることが続いた。発症すると全身に力が入らない虚脱感もあり、脱力＝脳梗塞の再発では、という不安も一瞬頭をよぎる。

何か具体的に、一つの事象についての思考が頭の中をぐるぐるしているのではない。ただただ、脳というか胸の中に正体不明の思考の奔流が渦巻いていて、どんなに深呼吸しても、じたばたしてみても、その窒息感から逃れられないのだ。

ツタンカーメンの棺に封じこめられたみたいな中、思考だけがぐるぐる脳をめぐる。

「脳にリセットボタンがあるなら押したい！」

そう願ったが、そんな便利なものはない。一度この状態に陥ると、照明の光も窓の外の小さな騒音も、服や布団のタグ周りのチクチクも、普段では気にならないか気づかないような小さな刺激が過大に感じられて、不快で息苦しく、全身が痒くて、かきむしってもその痒さは消えなくて、じっとしていることもできずに悶えるのみ。寝るどころじゃない。

発症のタイミングとしては寝入りばなにウトウトしている状態に起こることもあれば、一度寝た筈なのに数十分後に目が覚めた時にはパニックの中に叩き込まれているというケースもあり、後者の方が頻度が高い。

ゆっくり浅く呼吸を繰り返してみてもあまり楽にはならないので、過換気の発作とは違うかもしれない（接してきた取材対象者の過換気発作ではこれで楽になることが多かった）。

とにかく、そのまま布団の中にいたら死んでしまいそうなので、色々試した。

急性期病棟に入院中は夜中に病室を抜けだして外来受付をうろつき、危険人物としてナースセンター前を通るとセンサーアラームが鳴る札を首にかけられてしまった。退院後も布団を這い出して仕事部屋の床でごろごろしてみたり、庭に出て意味もなくバイクや車の運転席に座ってみたり、真っ暗な畑の中の道を徘徊してみたり、とにかくベッドの中という環境を変えてみれば楽になるかもと試してみたものの、一切効果はない。

さらに「焦りの感情」があるならばと思って取った対策が、「寝るのを諦めて仕事をする」だった。というのも、苦痛や不快感は比較にならないほど軽微だったし、窒息感などという大げさなものじゃなかったけど、病前にも僕には同様に夜の布団の中で頭の中にいろいろな考えが渦巻いてしまうということが、ごくごく稀にあった。そしてその際にやってきたのが、仕事部屋に向かって「今日やり残した仕事を終わらせる」「明日やる仕事の準備を徹底的にやる」「何日分かの仕事のスケジュールを緊密に組んでみる」

という対策だったのだ。

ガバッと布団をはねのけて仕事部屋に移動し、机に向かって数十分。わーっと思いつく作業をやって、さあスッキリ！　病前ならこれで即寝られたはずだ、と布団に飛び込んだが、数分で輾転反側……あれ？　である。全く変わっていない。相変わらずの窒息感ではないか。あかん……。

結局この夜のパニック、退院して三ヶ月ほどは、原因も対策法も見つからずに、ただ心の中の嵐に揉みくちゃにされて疲れ果てて、いつの間にか眠るのを待つしかなかった。思い返すのもつらい日々だった。

そして、あれこれ試した結果、このパニックについての最善の対策は、「妻に背中を撫でてもらう」に落ち着いた。「つらい」「これやばい」と思った時点で一刻も早く寝室から抜け出して一階の居間に駆け下り、宵っ張りの妻が夜行性の猫どもと絡み合って音楽鑑賞なりゲームなりをしているところに駆け込み、「みゃあああああああああ」(つらすぎて言葉にならない)で背中を撫でてもらうのだ。

なぜだかわからないが、これが特効なのだった。

「そうか今日も夜泣き屋だいちゃんか。しょーがないなー。つらいよね。でも死なないから大丈夫だからね」
「みゃー」（言葉にならない）
妻の膝枕で妻の呼吸を感じながら背中を撫でてもらうと、心の中の思考の激流がほんのちょっとスピードを落とし、身じろぎすらできぬほどに体をぐるぐるに縛っている縄がゆるむような感じで苦しさがちょっとソフトになっていく。こうなると心の中が落ち着くと同時に余計に周囲の情報が過敏に感じられるので、座布団を頭にかぶって、テレビの音を下げてもらって、それでも縄がゆるむまでに一時間近くかかるだろうか。
ようやくおちついて、ちょっと情けなく恥ずかしい気持ちになりながら、疲労困憊で寝室に戻る。こうすると、不思議とパニックは再発せずに、なんとか眠りにつくことができるのだ。
本当に、みゃあああと叫んだら背中を撫でてくれる妻でよかったし、こういうときばかりは夜中に寝ていることがない宵っ張り過ぎる妻でよかったと思うが、実はみゃああ
あに対して妻がそうだねそうだねつらいよねといったニュアンスを感じさせるような「ふんふん」という声を出してくれると、一層楽になることにも気づいた。
「みゃー」

「ふんふん。カタカタカタカタ（ゲームのコントローラー連打音）」
「苦しいのでカタカタはやめて下さい……」
「ふんふん」
嗚呼助かる。けど、ふんふんのニュアンスだけでもいいのだと気づいたら、一層情けなくなった。幼児か俺は！

幼児の気持ち

それにしてもはてさて、このパニック症状は一体なにものだったのだろう？　例のごとく過去の取材対象者たちに聞くと、鬱、双極性障害、無診断（だけど貧困状態）など、様々な当事者に類似の体験を聞くことができたが、最も強く「あるある！」の反応を返してくれたのは、そのものずばりパニック障害の診断を受けた人たちだった。

寝入りばなや就寝中に特に大きな刺激もないのに突然始まるパニックは「睡眠時パニック」として分類されているもので、パニック障害と診断された者のおよそ半数にこの睡眠時パニックがあるという。

不勉強を反省すると同時に、これほどのつらさを抱えていると知らずに僕は……と再び懺悔モードに突入しそうになるが、ここは僕自身の考察だ。

確かに症状の記述を見ると、僕の起こした夜泣き屋現象は睡眠時パニックとほぼ共通していると感じるが、やはり発症に至るしくみは少し違うのかもしれない。

なぜなら退院直後こそ毎晩のパニックにのたうち回っていた僕だったが、日を追うごとに僕が夜泣き屋現象を起こす頻度は下がっていき、そうするうちに夜泣き屋現象が起きる日とそうでない日には明確な違いがあることが分かってきたからだ。

何が違うのか？

日記を見たら一目瞭然だった。

「日中のスケジュール」が違うのだ。

友人が来訪してくれた日。買い物をしにあちこち行った日。映画を見た日。いつもより仕事に集中できた日。何人もの人に会って複雑な話をした日……。つまり僕の夜泣き屋現象は、日中に「多くの情報が脳に入力された日」に限定して起こっているようなのだった。

本来なら、日中が充実していれば夜は疲れ果ててきもちよく眠れるはずなのに、そんな日に限って夜泣き屋パニックは起きる。別につらい経験とか腹立たしい出来事とか、マイナスの情報が多かった日というわけではない。ただ単純に一日に脳に入った情報量が多い日だ。

そのことに気づいて、ようやく理解した。幼児っぽいじゃない。僕の夜泣き屋現象とは、その言葉の通り「幼児の夜泣き」と同じ状態なのだ。


幼児がなぜ夜泣きをするのか、その理由の考察には様々あるだろうが、経験的に知られているのが、日中に外出したり来客があったりして、興奮した日の夜に夜泣きが起き易いということだろう。二、三歳児ぐらいまでであれば、朝からお出かけで楽しみまくり、最後の夕食ぐらいのタイミングでグズリ泣きが止まらなくなることもあると思う。散々楽しんだ一日に限ってなんで最後にグズって泣くの？

いやー、わかります。

頭皮まで真っ赤に染めて必死に母の胸に顔を埋め、止まらない嗚咽と闘う幼児たちよ。収まらない感情を必死に抑え、小さな手を握りしめ、額に汗をかいて、今君たちは闘っているんだね。今なら僕は、君らの気持ちがメチャメチャわかります！

昔は自分も幼児だったから、うっすら記憶があるよ。それ、メチャつらくて、メチャ疲れるよね。でも収まらないんだよね。幼児は脳コワさんの仲間ではないけど、脳がまだ発達途上で様々なコントロールを学んでいく過程にある。その幼児の脳と僕の脳は、一時的に同じ状態になったのだろう。

その状態とは「脳内の思考がシャットダウンしない」暴走状態だ。パソコンに例えるなら、日中に立ち上げたいくつものアプリケーション＝思考が、ずっとバックグラウンドで動き続けていて、ＯＳをシャットダウン（＝入眠）しようにもなかなか終了してくれない状態。

これといって特定の思考をしているわけではないが、いくつもの思考が脳裏に渦巻いていて、脳が過活動のままで睡眠に向かおうにも向かえない状態なのだろう。

と、ここまで気付けば対策は至極簡単である。「日中の情報入力を減らす」だ。

実際に、意識して日中に脳に入る情報を制限すべくスケジュールを組めば、この夜泣き屋現象は起きなかったし、明らかに日中の情報が過多で「今晩は来るな！」というときは、たいてい予想通りに夜泣き屋さん開店となった。ただし「来るな」と分かっているのといないのとでは、まったく抱えるつらさが違うし、たとえ妻の支えがなくても「耐えていれば一定時間で楽になる」ことを知っているのと知らないのとでは、またまったく苦しさが違う。

さらなる対策としては、もう明らかに「今晩は開店だな」と読める夜には、あえてベッドに入ってもすぐに寝ないというものがあった。布団にくるまって小説を読んだり簡単なゲームをしたりと、存分にダラダラした時間を過ごすのだ。

不思議なもので、読書もゲームも脳の活動を伴うが、そうしてダラダラしている間にも、脳のバックグラウンドでうごく思考という名のアプリケーションは徐々に自然にシャットダウンしていく。すると、何もしなければ確実に夜泣き屋パニック到来というような夜にでも、すんなりと眠りに入ることができるのだ。

もちろん翌日の仕事のために早く寝る必要もあるが、こうしてダラダラしてから寝るのと、夜泣き屋開店で散々苦しんでから寝るのとでは、結局確保できる睡眠時間は似たようなものだし、苦しまずに済むなら断然前者を選択するのが合理的だ。

ならば寝ない。敢えて俺は寝ない。

思えば一日散々動いて疲れているのに、疲れた疲れたと言いながら布団で本を読んだりスマホをいじってしまったりというのは誰にでもある経験だろう。けれどあの時間は決して無駄ではないのだ。沢山脳を使って疲れている時だからこそ、就寝には脳内の思考活動のシャットダウンという準備が必要なのだ。「すぐ寝ないことが入眠の質に寄与する」という哲学めいた深淵に至る僕。

結局、僕の夜泣き屋パニックは脳梗塞後一年半ほどで静かに閉店することになったのだった。今思えば、二度と味わいたくない苦痛の日々である。

聞こえれど、わからず

口パク現象。それは夜な夜な僕を襲った夜泣き屋現象と同様に、非常に高い頻度で発症して僕を苦しめたパニックである。

これまたすでに免許センターでのやり取りなどで触れているが、脳コワさんになった僕には、話している相手が日本語で話しているのに、その言葉の意味が頭に入って来なくて、相手がただ口を動かしているだけ＝口をパクパクさせているだけのように感じることが度々あった。

音が聞こえていないわけではない。僕は聴力には異常がない。さらに僕が脳梗塞を起こしたのは右脳で、人の言語機能を司るのは左脳だから、いわゆる「失語症」でもない。にもかかわらず、言葉がわからないのだ。日本語で話しているのは分かっていても、音として聞こえていても、その音が意味をなして頭に入らないのだ。人の声を「音として聞いている」と「言語として聴いている」は、まったく違う行為なのだと、僕は思い知ることになった。

だがよくよく考えると、これは恐らく多くの人に経験があるかもしれない。例えば自分の全く理解できない専門用語や、全く興味のない分野の話を目の前で滔々と話された時に、話を聞いているはずなのに脳内で別の思考をしていたり、後で思い返してみて相手が何を話したか一切覚えていないなんてことは、健常者にもあることと思う。いわば馬耳東風モードだ。

僕自身にも「話がド下手な理系研究者への取材」などでそんな経験をしたことがあったが、病前の馬耳東風モードと違うのは、自分が馬耳東風モードに入ってしまっていると気付いて改めて相手の言葉に集中しようとしても、一度始まった口パク状態からは抜け出せないということだ。どんなに耳を傾けようと努力しても言葉が「意味のない音」としてしか頭に入ってこない。そして単に馬耳東風なのではなく、そこにはパニックと心の苦しさが伴う。

口パク現象に襲われている僕を、対話の相手は「ぼけっとしている」と認識しているようだったが、勘弁してくれ。そんなときの僕の心の中は、何ともまとまらない感情の暴風雨が吹き荒れて、何とか相手の話を聞き取ろうと脳力全開で頑張っているのに聞き取れず、叫び出したくなるような衝動を必死に抑制して、全身で貧乏ゆすりをしたいような息苦しさに苛まれているのだ。

妻の前では「みゃあああ」などと謎の奇声を挙げて苦しさを伝えることができるが、他人の前で「みゃー」ゆうたらもう、いよいよこの人も脳が壊れたかと思われてしまいかねない。まあ壊れてるのだけどな。

フリカケじいちゃんとスマホママ

ということで口パク現象の考察と解釈である。

分かりやすいことに、口パク現象の発生には入院当初から条件があった。まず第一には、早口な相手。これはもう、会話の「単位時間内での情報量が多い」ことと、僕の脳の情報処理速度低下が原因ということで、間違いないだろう。相手の言葉のスピードに僕の理解の速度が追い付いていなかったのだ。

そして第二の条件が、「特定の騒音」の中での会話だ。例えば入院中にはこんなことが度々あった。

病棟のラウンジで妻と話す。その奥で入院中のじいちゃん（多分脳卒中サバイバーの脳コワ仲間）とその家族の集団。じいちゃんが、病院食のおかずが薄味なのでたくさんの種類のフリカケが入ったセットのようなものがほしいと話している横で、息子らしき中年男性とその弟っぽい人はなぜか職場のメタボ健診の話をしている。じいちゃんの言う塩分と血圧の関係から話題が逸れたらしいが、じいちゃんが呂律の回らぬ口ぶりでフリカケフリカケと言っているのは、もう完全に無視だ。

さらに中年男性ズの脇では、どちらかの奥さんと思しき中年女性がスマホから愉快な音楽を流しながら画面に集中。どうやらゲームアプリの「ＬＩＮＥディズニーツムツム」がフィーバーボーナス面に入ったようだ。男性陣はじいちゃんのフリカケ要請を無視だし、母親はスマホに夢中で子どもを無視。ラウンジの机を縫うように駆け回る小学校入学前後ぐらいの男の子と女の子が「ねー、ママねー、ねーーってば！」と金切り声を挙げるが、ママは絶賛ボーナス中である。「ママーってばーギャアアアア」

僕も脳内でギャアアアア。

病前の僕であれば、微笑んでいたと思う。「子どもはやかましいのが仕事」だし、それにいちいち狭量になる社会は醜いと思っていた。フリカケじいちゃんについては不憫な高齢者だなあぐらいには思ったかもしれない。

だが、パニック持ちになってしまった僕は、こんな彼らの一挙一動が目について耳について、不愉快で苛立たしく、喉に物が詰まったように息苦しくて、いても立ってもいられなくなってしまう。

別に他人がなにを話していようが僕には一切関係ないし、妻も困り顔で「無視すればいいじゃないの」というが、なぜかその無視ができず、妻の声は頭に入らなくなり、その不快な他人の会話ばかりが僕の頭にどんどん入ってきてしまう。そして妻の言葉は意味を失い、口パク現象が始まるのだ。

病院が許可する短い面会時間の中、最大限、妻とコミュニケーションを取りたいのに、その妻が何を話してくれているのか意味が分からない。心の中が意味不明の感情で一杯になる。頭が重く、胸が圧迫され、息を十分に吸えなくなり、身体に力が入らなくなる。そして結局僕は涙目に掠れる声で「みゃ〜〜〜〜(もう無理っす)」と妻に告げ、手を引かれてその場からよろよろと立ち去ることになるのであった……。

みゃー!

興味深いことに、たとえ周囲に同じような騒々しい集団がいても、その集団の会話がきちんと嚙み合っていれば、口パク現象は起きない。同様に「わたしを見て！」の子どもの叫びに親が対応しているならば、僕に口パク現象は起きないのだ。

またさらに興味深いことには、退院後に様々なシーンで人と会話するようになって、この特定の騒音と同様に、僕を口パク現象モードに叩き込むファクターがあることにも気付いた。

例えばそれは会話の途中で目に入るカメラのフラッシュのような強い光。店内にありがちな「ピンポーン」というような呼び出し音。鳴りっぱなしの他人の携帯電話の着信音。そんな要因があった場合にも、僕の口パク現象は起きた。

強い光や音を感じた瞬間、相手の言葉はいきなり意味のない音となり、口パク現象が始まってしまうのだ。

口パク現象と芸人

さて。ここまで本書をじっくり読んで下さっている読者なら、もう予測がついたのではないだろうか。

ると起きるパニック。それはつまり、あの人ごみで僕
象」や「おっぱいガン見」とほぼ同じ現象なのだ。つ
前の相手の言葉ではなく、その他の集中すべきでない情報に
注意障害が第一の原因。
中で特定の相手の言葉だけを集中して聞き取る能力は「カクテルパーティ効果」と言われ、やはり発達障害の当事者などではこの能力の低さが大きな不自由につながっていると指摘されている。さらに僕の場合はこれに加えて感情の脱抑制があったから、病前からの僕が元々不快に感じていた「他人を無視する会話」や「子どもを無視する親」が過剰に注意を惹き、無視できずに苛立ちの感情が膨れ上がり、そうした合わせ技で僕は口パク現象のパニックに叩き込まれてしまったわけだ。

　同様の条件が重なれば、口パク現象は確実に起こる。そう分かってから僕は、元々見なかったテレビ番組を一層見なくなった。なぜならそこには、早口で相手とかみ合わないディスコミュニケーションが溢れかえっているからだった。

　ツッコミ漫才どつき漫才を見るのがつらい。芸人がひな壇に並んで何人もが同時に話すバラエティ番組がつらい。もっと最悪なのは、出演者全員が相手の言葉尻や話しはじ

めのタイミングを強い否定で遮る、マウンティングコミュニケーションばかりが延々続く、討論番組だ。

なんと不快なコミュニケーションなのだろう。病院の受付ロビーで、定食屋さんで、こうした番組が流れている場所に行くと、僕は間違いなくパニックを起こし、対話している相手は口パクになり、強い苛立ちに僕は息も絶え絶えである。集中すべき話の相手がいなかったとしても、こうした刺激の中での僕は、読んでいる文書の内容が頭に入らなくなり、考えていたはずのことが考えられなくなり、あらゆる思考活動やその時に行うべき行動がストップしてしまうのだ。

世の中がこんなにも無神経で暴力的なコミュニケーションに溢れていることにも驚いたが、こんな場面は日常生活を送っていればあちこちにあるわけで、その都度パニックではとても日常生活が送れない。自動車の運転中に流していたラジオでいきなりお笑い芸人たちの双方を罵倒し合う会話が始まって、パニック到来。運転ができなくなり、路肩に車を寄せて半泣きになるなんてこともあった。

なるほどこれは、間違いなく架空アイドル現象と同じ、注意障害と脱抑制の合わせ技。と結論をつけていたのだったが……。

「回りくどい」という強敵

さて、だが困った。一度は原因に推論の立ったこの口パク現象のはずなのに、実はのちになって僕は、この二つの原因ではどうにも説明のつかないことがあると気づいてしまったのだ。

そもそも現象の原因が不快な環境なら、対策に悩む必要はない。はなから騒音や不快な光や音や臭いといった情報が過多な場所に赴かなければいいし、耳栓やヘッドフォンでの対策もできる。集中すべき対話の相手がいるときは、あらかじめ「情報量の少ない場所」を選べばいいだろう。お勤めの方ならそうした調整も難しいだろうが、僕はあくまで著述業の個人事業主で、仕事の環境には比較的自由が利く。

静かな場所で、対話の相手以外に自分に入力される情報がない状態で、いざ対話！　だがところがどっこい……。これだけ条件を整えても、僕に口パク現象を起こさせる特定の相手というものがいたのである。

その強敵とは、なんとなんと、たとえゆっくり話していても話の論旨が分かりづらい「回りくどい」話し方をする相手なのであった。

おかしい。矛盾する。あれほど早口な相手との会話でパニックを起こし続けた僕である。相手がわざわざ静かな環境に出てきてくれて、僕を気遣ってかゆっくり話してくれていても、論旨のまとまらないその人の話を聞くうちに、いつの間にか口パク現象のパニックが始まってしまうのだ。

これは注意障害でも脱抑制でも、どうにも説明がつかないではないか？

頻発する謎のミス

対策を重ねても、１００％防ぐことのできない口パク現象。本当に、どうしてこんなことが起きてしまうのだろう……。

実はこの謎に解答が出たのは、脳梗塞後一年半以上経ってからのことなのだった。

そのころには僕を包む井上陽水さんはすっかりいなくなり、架空アイドル現象には耳栓帽子サングラスの三種の神器で対策が進み、夜泣き屋だいちゃんの出現頻度は下がって妻は心底残念そうな顔をし（するな！）、徐々に仕事にも地域活動にも本格復帰を試みていた。

ところが復帰をしていく中で、僕は自分で自分が信じられなくなるようなミスを連発するようになった。一番ショックで、かつ頻発したのが、人と会う約束を取り付けた際、その約束をカレンダーの誤った位置に書き込んでしまうというミスだった。

大事な取引先の相手と日時交渉をして約束するも、ある朝突然相手から入る「もうお店で待っています」の連絡。僕はまだ家でのんびり洗濯とか皿洗いとか午前の家事をしているところ。

え、マジで⁉　いやいやいやいや。約束は今日じゃなくて来週でしょ⁉　カレンダーを見れば、丸々一週間先にきちんと予定が書き込まれているもん。どう考えても相手の勘違いだ。と思って、念のために相手とアポイントをした時のメールを見返して、僕は真っ青になる。

……ヤバい。確かに約束は今日だって書いてある‼　大急ぎで相手に折り返しの連絡をし、平謝りしつつ、全速力で現地へ向かう。

なんてことが、一度ならばいい。ところが僕はその後も、約束を一日間違えたり一週間間違えたり、土曜と日曜を間違えたり、五日と十五日を間違えたり、約束の場所を書き間違えたりということを何度も何度もやらかした。

「これは注意障害なのかもしれない」

当然最初の疑いは、自分にあることが早い時期から確定していた注意障害だ。よし、それでいこう。自分が注意障害でそうしたミスをしやすいとわかったならば、不注意を改めればいいだけだ。ということで、僕は相手からもらったメールの日付をカレンダーに書き写し、もう一度念のために確認して、呆然とした。

なんと、今確認してカレンダーに書き込んだはずの日付を、また間違えているのだ。さすがにこれには、自分で自分が信じられなくなった。

一方でこんなミスも頻発した。人から口頭でいくつか指示を受け、それをその場でメモに書き取ったはずなのに、複数受けた指示の中のいくつかを書き忘れていることがあとから発覚するというものだ。当然のことながら、いきなり「鈴木さんあれどうなりました?」と言われて真っ青になる。記憶にございません! ではない。言われてみれば、確かにその指示を受けたようなぼんやりした記憶はあるのに、メモには一切その指示が書かれていない。

誰だ俺のメモを改竄《かいざん》しやがったのは⁉ しかし残念ながら、そこには誰の改竄も加えられた痕跡がないのだった。

こうしたことを繰り返すうちに、どんどん僕は自分が信じられなくなっていった。そのほかにも病前ではありえない凡庸なミスが頻発する。

手書きの名簿をパソコンで打ち直す作業をして、見直してみれば何人か抜けている。それが配布する会員名簿で、抜けている人が古参会員だったりするから、これもまた真っ青だ。名簿を見ながら宛名を書けば、先方の名前の漢字が間違っていることもある。どうしちゃったんだろう俺。いま見たものを、その場で書き写したのに、見直すとミスがある。毎日のように起きる謎のミス連発に、自信はどんどん失われ続けていく。けれど、理由もなくこんなことが起きるはずがない！　日常復帰を深めれば深めるほどに多発するこうしたミスに、僕は僕の中にまだ認識していない障害があるのではないかと思い至った。

そしてたどり着いた結論が「作業記憶の低下」だった。

脳の黒板がアホちゃん

「作業記憶」とはなにか？　それは、ひとが思考活動をするためのごく一時的な記憶を指す。例えば電話をかける際、ひとは番号を一時的に記憶してダイヤルするが、その記憶をずっと保持しているわけではないだろう。レジの会計で支払額を言われ、その金額を一時的に記憶して脳内で暗算し、お釣りでキリがよくなる額を支払うなんてこともやるだろうが、その支払額は家に帰るころには忘れている。

作業記憶とは、こうした脳内の短期的な思考のために使われる一時的記憶のことを指す。そして、高次脳機能障害ではこの作業記憶を「把持」（持ち続ける）する能力の低下が、比較的ポピュラーな症状としてガイド的なものにも書かれているのであった。見落としだった。いくつか読んだ高次脳関連の書籍で、作業記憶の低下については一応知識はあったはずだ。では、それまで僕にこの症状は出ていなかっただろうか？　出ていたではないか！

免許センターに電話をして、電話口に斉藤さんや浜田さんが出たこと。病後はレジの会計でパニックになることが多かったが、当時のメモには「言われた支払額を小銭を数えている間に忘れてしまう」とか「小銭を数えている間にいくらまで数えたか忘れてしまう」と書かれ、同じメモには「本を数行読むと数行前に書かれていたことが頭から抜けている」などとも書かれていた。

パソコン上での手続きで、プロダクトキーやクレジットカード番号などを入力する際にも、一度で正しい番号を入れられることはほとんどなくなっていた。

そう、間違いない。当時は「集中力の著しい低下」と自己観察していた僕だったが、あれは作業記憶の低下ゆえに起きたことだったのだ。カレンダーの記入ミスが多かったのは、口頭での約束やメール上での日時指定をタブレットのカレンダーアプリに書き込む際、「そのアプリが立ち上がるまでの間に日付の記憶を把持できなかった」から。人の指示を一部しかメモできていなかったのは、一つの指示をメモしているうちに、もう一つの指示を忘れてしまったからなのだ。

本当かよ！　脳梗塞を起こして一年以上、自分の中にそんな障害があったことに気づかないなんてことがあるのか？　そこまで自分がアホちゃんになっているとは俄かに信じられず、テストをしてみた。高速道路で車の運転をしながら並走する車のナンバープレートを一瞬見て視線を前方に戻し、記憶したナンバーを口に出してみるのだ。

「習志野　xxx　も　5159」

「ブー！」（助手席の妻）

「袖ヶ浦　xxx　わ　7853」

「ブー！　惜しい！　難しいなら地名抜きで憶えなよ。結構これ難易度高いよ？」

「いいアドバイスだな妻よ。じゃあ次。えーと、xxx　ら　1492」

「ブー！　カスってもないよ」

「妻よ！　俺はアホちゃんになってしまったじゃ！」

「ちーん♪」

ちーんってなんだ！

糞失礼な妻はさておき、この時点でもまだ、三桁の数字とひらがな一つと四桁の数字すら僕は覚えられない。これが僕の実力。

少々打ちのめされた感があるが、ならば早速対策だ。この対策の方法は、子ども時代からこの作業記憶の低さが問題でいろいろ嫌な思いをしてきたという妻が率先して教えてくれた。

まず人からの約束や指示は必ず「その場で」メモして「さらに書いた後に二度聞いて確認する」。

言われたことは口に出して復唱してみる（この復唱は結構効果的だった！）。

さらに相手に指示はひとつずつにしてもらうようにあらかじめ頼む（これは言ったところでなかなか理解してもらえなかった）。

そんなこんなで対策をすることで、頻発したミス地獄からはある程度脱出することができた僕なのだったが……。

必要事項だけ端的に

さあ、改めて本題に戻ろう。

未解決の課題＝「ゆっくり話す相手でも起きてしまう口パク現象」だ。なぜ静かな場所でゆっくり話してもらっても、回りくどい話し方の相手だと口パク現象が起きたのか、ようやく原因の特定に至った。確かにこれは作業記憶の低下で説明がつくのだ。

たとえばこんな感じ。

「鈴木さんBパートお願いしていいですか？　というのも、Bパートというのは Cパートのひとと集合場所は同じでプリントにあるXポイントなんですけど、例年では一度Aパートを経験している方が担当することになっていて、ただ今年は参加人数も少ないので申し訳ないけれど初参加の方にもBパートとCパートをお願いすることになっていて、鈴木さんも初参加ですけど一応去年は見学されていますし、お願いしたいかなと思いまして……」

まあ、健常者相手では丁重な依頼ということになるのかもしれない。だが脳コワさんでアホちゃんになってしまった僕にとっては、こうした会話は静かな環境でゆっくり話してもらっても、およそ100％口パクのパニックを起こすものとなったのだった。

このような話し方をされると僕は、「今年は参加人数も少ないので」辺りで、BとCの集合地点が同じことと、Aパート経験者がBをやることに何の関係があるのかに戸惑い、戸惑っているうちに話が進んでいくために焦った結果、集合ポイントがXであることを忘れ、あまつさえ冒頭にBパートを依頼されたことを忘れる。こうなると相手の話からは一切脈絡がなくなり、言葉は意味をなさなくなり、お約束の口パク現象発動！ 真っ白になっていたと思いきや最後に「お願いしたいかなと思いまして」だけが耳に入り……。こうなる。

「え、結局僕の担当は？」

「え？ 初めに僕、Bパートって言いましたよね？」

「ごめんなさい、それでどこに集合すればいいんですか？」

「Xって言いましたよね？ 鈴木さん大丈夫ですか？」

（みゃああああああああああ）

こうなるともう、パニックまっしぐらである。Bパートが具体的に何を担当するのかの説明はまだ受けていないが、口パク現象で真っ白になっていた間に言われたかもしれない。かといって言われたことを聞き返せば「やっぱ聞いてなかったんですね」になる。それならばと手元の印刷資料でBパートの説明がないかを探している間に相手はまた別の説明を始め、その言葉はまったく頭には入ってこない騒音でしかなく、口パク現象は悪化の一途をたどっていく。

嗚呼、脱抑制で腹が立つ気持ちも抑えがたい！　まず本来ロジカルな会話とは、話題の道筋が一本道だ。なぜあんたは「スズキの担当はB、集合はX、内容は○○」と必要事項だけ端的に伝えられんのか？

つうか、その三行を文字に書いて渡せば、伝達ミスなんか起きようがないのに、だらだら話しやがって、アホちゃんなのはあんただっぺよ！

なんて、そう思う一方で、健常時代にはこんな指示は何の違和感もなくクリアしていた記憶もある。ああ、情けない。「できなくなってしまった自分」に一層落ち込む僕なのであった。

では、この作業記憶の低下をベースにした口パクパニックへの対策はどうするべきか？　これはもう、恥も外聞もなく、このなんだか使えない奴みたいになっちゃった自分がリアル自分なのだと認め、ミスが起きないように何度でも言われたことを確認するしかない。たとえ相手が「何度同じことを説明させるんですか」と言っても、「説明が悪いから分からんのだ」とキレることなく、粘り強く確認作業に徹するしかない。

もちろん親しい相手にはできるだけ自分の抱えた問題をカミングアウトし、指示の簡略化や取り返しのつかないミスが起きないような再確認などに協力してもらうことも必要だが、残念ながらカミングアウトしたところで適切に対策（例えば指示をすべて簡略な文書にするなど）をしてくれた人は少なかった。

悔しいけれど、これが当時の僕の能力。随分と悔しく不甲斐ない思いもしたけれど、なんとかこうした対策でミスの多くは改善することができたように思う。なお、脳梗塞発症後二年半以上経つ現在でも、人前で話すときとか、極端に言葉を選んで話さなければならないような相手を前にしたときなど、過度の緊張状態で口パクパニックが発症することがあるが、概ね日常的なコミュニケーションでは起こらなくなってきた。

ちなみに、僕の症状を伝えて話を聞いたかつての取材相手である脳コワさんたちや、発達障害当事者の妻からも、ほぼ全員において強く「分かりますそれ！　経験あります！」な声をいただいた症状が、この口パク現象でもあった。

言われたことが記憶に残らない。

聞いていたはずの人の話が人間の声ではない変なものに感じる。

水中で聞く音みたいな感じになる。

表現は様々だが、言葉は理解できるのに、それが特定の条件下で無意味な音になって聞こえるというこの症状は、脳コワさん全体に普遍的なものであることは改めて強調しておきたいし、この症状を示す症状名がないことは、やはり医療者による当事者の聞きとりが浅いと感じられてならない。

分かってほしい。僕ら脳コワさん、別に不真面目なわけでも眠いわけでも、聞いてないわけでもないんです。聞く気がないわけでもないんです。本当に必死なんです。必死に聞いてもなお、それでも言葉の意味が入ってこないんです。それはつらく、不自由でそしてとってもとっても、泣きたくなるほど情けない経験なんです。

イラたんさん

そして、自身がそうならなければ、決して理解することもなかっただろう当事者感覚の中でも、最も想定外だったのが、情緒の脱抑制と注意障害（凝視）の合わせ技で発生したパニック「イラたんさん」だった。

パニックと言えば本来突発的な出来事に対しての強い心身反応を指すと思う。だがこのイラたんさんは、「ずっとパニック直前の状態が続いているような状態」なので、あえて僕の中ではパニックの一種として分類したい。

どんなものなのだろうか。

病後の僕は「気持ちの切り替え」ができないことで苦しい思いをしつづけた。苛立ちや怒りを感じるできごとがあると、その記憶がずっとずっと頭の片隅に残り続けて、考えなくてもいい時にそのことを考えては苦しく憂鬱な気分になってしまうのだ。妻が名付けて「イラたんさん」。

要するに、マイナス感情への拘泥現象である。

これについては妻も家族も「脳が壊れて人格が変わってしまった」と思ったようだったが、そう思うのも仕方がない。なぜなら病前の僕は、重苦しいテーマの本ばかりを書いているくせに、「くよくよ思い悩む」といったこととはおよそ無縁の人間だったからだ。

例えば病前の僕は、何か自分にとってマイナスな出来事や不安やショックがあったとしても、「怒っていても仕方ない」「不安に思っていても行動しなければ解決しない」と思うことで、即座に気分を切り替えて別のことを考えたり、やるべき仕事に集中することができた。どんな酷い気分も、一晩眠って翌朝目を覚ませば、ある程度は解消されていた。

考えると苛立ったり悲観してしまうようなことがあったとしても「今それを考えてもいいことはない」「考えるのやめちゃえ」と思えば、すぐにそのマイナス思考をやめることができた。

我ながらびっくりすることには、こうして意図的に気分を切り替えると、一時間もしないうちに「あれ、さっきの俺って何で怒ってたんだっけ?」となる。むしろ「この記憶は都合が悪いから忘れちゃえ」と思うと、本当に後々覚えてないし、もっとありがたいことに、特に意識しなくても自分に都合の悪いことは本当に自動的に忘れてしまうという機能が脳みそに備わっていた。

我ながら便利すぎる脳みそだが、くよくよしない、ではなく、くよくよ「できない」性格だったのだ。

実はこれ、完全に母からの遺伝で、子どものころから身近に見ていたから良くわかる。ウチの母というのは呆れる程に自分の都合の悪い記憶というのが全然残らないというハッピーな人で、「喉元過ぎれば熱さを忘れる」ではなく「喉元の存在ごと忘れる人」と言っても過言ではないほど。本当にどうでもいい情報（例えばテレビの健康番組の内容とか）には無駄に充実した記憶力を発揮するくせに、思春期の僕が散々やらかした一生謝っても足りないぐらいの親不孝の数々は忘却の彼方。

本当に憶えてないのか、同時期の出来事など周辺の記憶から掘り起こすと「あ〜あ〜」とうっすら思い出すところをみると、本気で忘れているらしい。しかも思い出したとしてもそれは「出来事の記憶」であって、その当時に母が散々感じたであろう怒りや苛立ちや哀しさの感情は、思い出そうにも思い出せないようなのだ。

そんな自分の鏡のような母を見て「なるほど僕はこんな感じに能天気なんだ」とありがたいような情けないような思いをしたことが何度もある。

ただし僕の場合、単にマイナスの感情を引きずらないのであって、怒りの感情がないわけではなかった。むしろ僕は、子ども時代から自分の怒りの感情の大きさが少し常軌を逸していると感じることがあって、例えばテレビアニメの中で理不尽な行為が行われているのを見ると、猛烈な怒りにかられてテレビの本体に暴力を振るってボタンを破壊したりということがあった。

ただし対人における暴力は絶対に許されず恥ずかしいことだという教育は徹底していたので、僕は子どものころから猛烈な怒りの発作を抑制する習慣がついていたと思う。

他人の被っている理不尽に対しての暴発的な怒り＝無駄にハイパワーな義侠心こそが、僕が社会的困窮者をメインターゲットとして記者活動を続けてきた原動力だったし、社会の中でその怒りを暴発させない抑制とマイナス感情に引きずられない性格が、僕をバランスしてきたのだと思う。

ところが病後の僕は、本当にこれが僕なのかと思うほどに、不安や怒りや苛立ちといったマイナスの感情を自力で払拭することができなくなってしまった。

リアルな暴力や暴言こそ抑制することはできる。だが抑制しても巨大なマイナス感情は頭の中を一杯にし、しかもその不快な気もちを必死に切り替えようとしても、日中覚醒している間にずっとずっと思考の底流に流し損ねたウンコみたいにこびり付いている状態が続くことになってしまったのだった。

流しても流しても、そのウンコは心の底に残って、苛立ちという悪臭を放ち続ける。

それは僕にとって、本当に未体験のことだった。例えばこんなである。

病後の僕は、たびたび「鈴木さん、そこ邪魔」と人に言われることがあり、本当に邪魔な場所にいてしまう自分への自己嫌悪で、つらい思いをした。思考速度が落ちていることや、複数の情報を処理できないことが重なって（空間認知についての障害も少しだけあったのかもしれないが）、僕は本当に「ちょうど邪魔なところ」にボヤーんと立っている気が利かない人になってしまっていたのだ。

一応身体は普通に動くものだから、よせばいいのに「これもリハビリ！」などと地元のバレーボール大会になんか参加してみて、散々な目にあったりもした。バレーボールとはまさにポジショニングのスポーツ。メンバーそれぞれが「いるべきところにいる」「いてはいけないところにいない」ことで連係を取るのが大前提なのだが、もういやになるほど「そこにいるなボケ！」というところに僕はいてしまうのだ。

メンバーの目線や動きを読むこともできず、ただただボールを追うだけ。咄嗟の声出しもできない。挙句になんと、漫画でもあり得ないような顔面レシーブ……。病前の僕が横にいたら「わーこいつ呼ぶんじゃなかった。本気で使えない」と思っていたに違いない。

だがイラたんさんになってしまった僕には、この出来事が何日も何日もずっと心の中に不快な情けない気分としてずっとずっと残ってしまった。まだ障害が残っていて仕方ない。次に誘われてもでなければいいだけ。そう思っても、どうしても沈んだ気分や傷つけられたプライドの痛みが拭えないのだ。

あの時声を出していれば、そもそも出場辞退していればと、何日も、全く関係のない作業をしている時にでも、ふと気付くと脳内であの情けない顔面レシーブのシーンが再現上映されていて、消え入りたいような情けない気分が拭えない。

とまあ、悪夢の顔面レシーブ事件であったのだが、それはまだ序の口であった。なぜならマイナスの記憶は、顔面レシーブ事件みたいな「出来事」よりも、「対人」において強く僕の中に残ったからだ。そもそもマイナスの記憶を保持しないということは人を嫌いにならないためのテクニックでもある。別に誰か嫌いになったところで、その人のことを考えなければいい。

だが、なんということか、その「考えない」ができないのだ。四六時中、全然関係ない作業をしているときでも、あたかも想い人のようにその人のことを考えてしまう。その人に言われた傷つく言葉や失礼な態度が、何度も何度もプレイバック！

そうやってその特定の人物の嫌な記憶を脳内で繰り返すことで、「ちょっと嫌な奴だな」程度だった相手が、いつしか「顔も見たくないほど大嫌い」になってしまうのだった。

四ヶ月続いた「嫌い」

こうして、病後徐々に社会復帰して友人や地域の集まりにも戻って行く中で、僕の中にはどうしても許せないほどに嫌いな幾人かの人物ができてしまった。

Tさんは、僕が参戦していたバイク競技の知人で、元々ちょっと苦手な人ではあったのだが、病後初めて顔を出した競技の練習会で、まさに「鈴木さん、そこ邪魔」を言ってくれちゃった人物である。もちろん僕は本当に「そこ邪魔」どころか「そこ危険」な場所にいてしまったのだし、先方に悪意は一切なかったろう。だがその冷たい言いようが、そして病気になる前からあまり好きでなかった彼の言動が、猛烈な嫌悪となって僕の脳裏を埋め尽くした。

恋愛の相手だって、こんなにもその人のことばかり考えている状況はなかったと思う。Tさん嫌い、Tさん憎し。Tのいるところには顔も出したくない！

が、顔を出さなくても、何週間も会わなくても、Tさんのことが頭から離れない。さわやかな朝に起床して、寝室を出て階段を下り、トイレに向かうその道すがら、Tさんのことを考えてしまうと、歩いている時に横から何かが飛び出してきて胸がキュッとすくんだ後のような、あのすくんだ感じがずっとずっと続くような、その胸がざわめく不快感がずっとずっと続く。Tさんに嫌な思いをしたのは過去のことなのに、今この場で平手打ちを食らったみたいな気分だ。

ちなみに同レベルでムカついた人物にはRちゃんなる人物もいて、我ながら嫌になることに、僕はTさんとRちゃんについて、実に四ヶ月ものあいだ、ずっとむかっ腹を立てて続けていた。たった一晩も不愉快を持続できなかった僕が、四ヶ月である!!

非常に困るのは、彼らのことが頭をよぎると、他の日常の作業や思考にも影響が及ぶことである。例えば台所で皿洗いをしている時にTさんのことが頭をよぎると、僕は食器を水切りカゴに置く際に丁寧に置くことができず、いちいちガチャンガチャンと音を鳴らしてしまう。別に苛立ちに任せて乱暴に置いているわけではないのだが、食器を静かに丁寧に置くというのは非常に冷静さと集中力を求められる作業なのだ。ということで音を立てて皿洗いをしていると、茶の間から妻の声。

「どうしたー？　具合悪いの？」

「みゃああああ」

「なんだイラたんさんなのか」

朝からイラたんさんが強い日の僕は、言葉が震えがちで会話も感情的で八つ当たりモードに入りがち。「みゃー」と「イラたんさんなのか」で通じる家族でほんと有り難いよ。


だがどうだろう。イラたんさんもここまで書いてきたような考察のテーブルに乗せて考えれば、その発症の仕組みは容易に推論できる。これもまた感情の脱抑制と注意障害との見事な連係プレーだったのだろうということだ。

第一に感情そのもののサイズが大きくなってしまった僕だが、元々怒りの感情は人よりも大きかったわけで、ひときわカッとし易い人間になった。と同時に、病後の僕はひとつのできごとに強く思考が集中すると、そこで思考がロックされてしまい、自力で解除できない傾向もあった。しかも、そのできごとと他に考えなければならないこととの優先順位もつけられない。つまりこれは、視線の凝視と同じ。

そう。僕の脳の中では、TさんとRちゃんに対する「思考の凝視」が起きていたのだ。どうせなら、楽しいことや笑えることでロックしてしまえばいいのに、何故か僕の思考はつらく不愉快な記憶に限定でロックされてしまう。

嫌な奴になっちまったなあ俺。こういう小さなことにこだわってずっと不機嫌な人は好きじゃないんだけどなあ、と思う一方で「セーフ！」と思う僕もいる。いや、危なかった。もう一息、感情の脱抑制が激しければ、そして病前の僕が暴力や暴言を絶対に是としない家庭や集団の中で育って来ていなければ、僕のイラたんさんは笑い事ではなくリアルな「傷害事件」や「周囲からの白眼視と孤立」を招いていたに違いない。

なぜ起きるのかは理解した。では対策はどうするか？

あまり前向きではないけれども答えは出ている。病後の僕を襲った感情の脱抑制で最も手に負えなかったのが、嬉しさや有り難さや感動が招く号泣の発作＝感情失禁。そしてリハビリの先生からのアドバイスは「思い切り泣きつつ、がんばって涙を抑えることで感情の抑制機能が再発達する」であった。ならば、僕はこの巨大な怒りといらだちの感情を抱えつつ、必死にそれを自分の中に収め続けることで、抑制機能をフル稼働させ機能の再発達をのぞもう。

怒りの感情は号泣のように発露させれば暴力となるから、一段階強い抑制、つまり「何もしない」で、その感情が暴力や暴言にならないように、我慢・抑制することが、かつては機能していた抑制の機能を回復させるのに役立つはずだ。

間違いない。あんまり憶えてはいないけど、これは人一倍カッとし易かった僕が、子ども時代に体験済みのはずのことだ。なんかテレビ壊したり押し入れの中に潜り込んで布団を殴りまくってた記憶もあるが、なんとか僕は人を殴らない人間には発達できていたはずだ。ならば、もう一度マイナス感情の抑制を取り戻すために、病前のように嫌な記憶を能動的に忘れることができるようになるために、我慢我慢。

もちろん、我慢だけではつらいので、いくつかの工夫はした。一番の工夫は、そもそも不快要因となる人に近づかないこと。会って不快になる人物は病前から苦手な人物だから、ある程度予想もつく。こればかりは自宅が事務所の自営業という自らの環境と、毎日顔を合わせる妻がその不快要因ではなく理解者であったことに感謝の言葉もない。

加えてもうひとつの工夫が、嫌いな人のことを、同じくその人物が嫌いな人の前で話し、その怒りを「共有・共感」してもらう。つまりは全開で陰口をたたくことだった。これまた幸いすぎることに、Tさんに関しては妻も嫌いな人物で、好き嫌いがハッキリしすぎで社会性を失っている妻はそもそも無視を決め込んでいた。

「妻よ、Tが嫌い！　xxxxx（言葉にならない）」

「なにいきなり？　もしかしてイラたんさんなの？」

「みゃああ！」

「Tさんはあたしも嫌いだから大丈夫だよ」

「………」

「なにハアハアしてるの？」

あまりに嫌悪の感情が大きいと、頭の中でその感情のサイズに相応しい冒瀆の言葉が見つからずに、言葉が出て来ないのだということを、僕は病後初めて知った。いや、子どものころは知ってたはずのその感覚を、まざまざと思い出した。きっと言葉にできれば楽なのに、その言葉が見つからない。犬に喰われて死ねとか全世界の神に呪われろとか、全然そんな言葉では足りない気がして、言葉が出ないのにやたらと手が動いてしまう。

「ううう……腹立つ。君も嫌いって言って」

「嫌い」

「もっと」

「Tさん嫌い嫌い嫌い！」

アホかと思うが、こうして怒りやいらだちを共感してもらうことで、僕の中のイラたんは少しだけ緩和されるのだった。陰口にこんな効能があったとは知らなんだ。

とはいえ、嫌だな。病前の僕は陰口というものが大嫌いで、「本人のいない場所で悪口を言うときは、その本人を面前にしてても言えることを言え。それ以上を言うのは卑怯だ」と主張していたはずだったのに、なんてみっともないんだ。みっともないけど、Tさん嫌い。あー嫌い！　言えば言うほど、スッキリする!!

さらばイラたんさん

結局、ある程度工夫はしつつも「基本は我慢」というあまり効率的ではない方法で立ち向かった僕のイラたんさんは、ある日突然いなくなった。いや、本当に突然いなくなったわけじゃない。そのように感じただけだ。

つくづく思うのは、高次な脳機能の回復とは当事者からすると「閾値型《いきち》」だということで、イラたんさんの解消については特にそれを強く感じさせるものだった。

閾値とは「感覚や反応や興奮を起こさせるのに必要な、最小の強度や刺激などの物理量」という。分かりづらい言葉だが、例えば冷水に熱を与え続けてもしばらくは液体のままだが、一気圧の環境下では水温が１００℃になった時点で沸騰が始まり、水は気体に変化していく。液体の水にとって、１００℃が閾値であって、その閾値に至るまではいくら温度が上がっても水は液体のまま。これに似たようなことが、高次脳機能の回復にも言えるのだ。

手指や身体の麻痺については病後にものすごい勢いで回復を見せたが、高次脳についてはその回復が非常に緩やかなため、その回復を日々実感することはない。水面下で少しずつ少しずつ機能の回復が続き、その回復がある閾値を超えて、できなかったことができるようになった時点で、一気に「あれ！　回復してる！」と気付くのだ。もしくは、できるようになったことで「こんなことができなくなってたんだ」と気付くことも少なくない。

そして、憎きイライラたんさんの症状が回復閾値を迎えたのは、病後十ヶ月後のジョギング中のことだった。通常ジョギングといえばストレス解消の最たるものだが、マイナス思考の凝視が続いていた時期の僕は、走っていてもふと嫌いなTさんやRちゃんのことが脳裏に浮かんで、その都度イライラする気分を払拭できない日々が続いていた。ところがこの日はどうにも気分が快調だ。嫌なことを何も考えず、ただヘッドフォンから流れる音楽のビートと足の運びに集中できている。

そこで僕は試しに、敢えてTさんやRちゃんのことを考えてみた。彼らによって傷ついた言葉や、嫌いな表情を頭に思い浮かべた。が、なんとこれが、全然イライラしないのだ。むしろなんでそんなにイラついていたのだろうと思うほどに、妻の前で言い放った彼らへの呪詛が申し訳なく感じる程に、彼らのことはどうでも良くなっていた。

ああTさん、Rちゃん。正直言って、俺はまだあんたらのこと嫌いだけど、嫌いなのと「いま怒ったりイライラしてる」のは違うってことを、久々に思い出したよ。俺、いまは特に君らのこと怒ってない。つうか、あんたらのことなど、別にどうでもいいわ！嫌いなあんたらのために、俺の大事なジョギングタイムを邪魔されたくないので、消え去れTさん、さらばRちゃん。思考の中からスッと消え去るあいつら。グッバイあいつら。

走っていたのは地元の田園の中だった。空を見れば見事な青空、吹き渡る三月の風にはうっすら春の香り。流れる小川にきらめく陽光。嗚呼、ずっと心を支配していたTさんやRちゃんから解放されて見る世界は、こんなにも輝いている！　ちょっと泣きそうになった。

　今も相変わらずTさんやRちゃんのことは好きではないけど、会うことがあっても話さなきゃいい。Rちゃんには先日思いがけない長所を見つけて、今度会ったらもうすこし打ち解けて話してみたいなんて思っていたりもする。

「気は持ち様」？

　さて、このイラたんさんは、高次脳機能障害となって脳コワさんサイドの視座を得た僕にとって、最も当事者を誤解していたと思わせる症状だった。

　想定もしていなかったことのひとつ目は「不機嫌な人はつらい人だ」ということだ。

　病前の僕は、いつも不機嫌でその不機嫌をなかなか解消できずに拘泥し、周りに当たったり不快な気分にさせる人たちのことを、こう思っていた。

「こいつ自分勝手に好き放題してて、さぞや気分よかろう。ストレスなんか知らねえんじゃないのかこいつは」

　けれどもとんでもない。自らの不機嫌や不快な気分を自力で払拭できないことは、こんなにも「つらい」ことなのだ。どんなに楽しいことも気持ちよいことも、止まらない不快な感情が思考の底流にあり続ける状態では、その喜びを享受できない。

とても嬉しいことがある時に、目の前に何度流しても便器の底に残って異臭を放つウンコがあったら、耳の横でずっと黒板を爪で引っ掻き続ける奴がいたら、その嬉しさはどれほど失われるだろうか。しかもその不快の要因を消したい、またはその不快が見えないどこかに逃げたいと願っても、その不快は自分の心の底にあるわけで逃げ様がないのだ。

これは本当につらい。そして、「不機嫌な人」と「つらい人」がイコールで繋がる存在だということを、僕は当事者となって初めて知った。

加えてもうひとつの大きな発見は、世の中で当たり前のように使われまくっている慣用句のひとつに、脳コワさんにとって実はとても残酷なものがあるということだ。

その言葉とは「気は持ち様だよ」。英語で言うと「It depends on you!」。恐らくこの言いまわしはフランス語でも中国語でも、世界中のあらゆる言語にありそうな気がするが、イラたんさんから逃れられないときの僕にとって、このひと言をいわれるのもまた非常につらい経験だった。

前述したように、病前の僕は嫌なことがあっても「忘れちまえ」のひと言で忘れられた人間だった。まさに「気の持ち様」を知っていたわけだが、どうやって忘れることができたのかが、脳コワさん当事者になってしまった僕には分からなくなった。

できなくなって初めて分かったが、気は持ち様というアドバイスは、当事者にとっては何の役にも立たない、言うだけ無駄なアドバイスだ。意味がないだけにとどまらず、これ以上ない程に無責任で、不親切で、不案内で、残酷な言葉だ。

例えばまったくボールを投げたことがない幼児を想像してほしい。そんな幼児に「ボール投げてごらん」と正しい手本を見せずに言えば、まずたいていは両手のアンダースローで、投げるというより「前に放る」か、両手で胸元にボールを抱えて「前に押し出す」ような動きをする。当然コントロールも定まらず、飛距離も全くない。

そして、気持ちの切り替えができない者に「気は持ち様」という言葉を投げかけるとは、こうした子どもに「なんで投げないの？　投げるだけなのに？　バカなの？」と言うに等しい。

気は持ち様だよ？　ですよね。でも、具体的にどうやって？

「楽しい漫画やお笑い番組でも見たら？　笑うと免疫にもいいらしいし」

「外に出て天気のいい空でも眺めてみたら？」

「いっそ寝てしまえ」

いや、漫画を読もうがテレビを見ようが、晴天の山道を快適にジョギングしていても、ずっとずっと心の中に不快な感情が渦巻いていて、消えないのだ。

持ち様って簡単に言いますが、その持ち方がそもそもわからないんです！

これにはほとほと参ったが、同時に大きく後悔もした。病前の僕が取材してきた脳コワさん当事者の中でも、感情が拘泥しがちな人は多くいたし、感情が暴力や暴言になりがちな人も沢山いた。彼らの脳内には常に逃れられない不快な音や流れないウンコがあったのだが、僕はその苦しさを知らなかった。そして、そんな彼らの多くはその拘泥する感情に翻弄された結果、社会のルールから逸脱した行動をとって、孤立していった。白眼視や差別の対象になっていた人も多い。

僕はそんな彼らに、そしてこれまでの人生で出会った多くの「自分の気分を自分でコントロールできない」人たちに、この「気は持ち様だよ」に類する言葉をどれほど投げかけてきただろう？

「悩んでたって一歩も進まないよ」「気分切り替えていこうよ」「寝たら忘れるよ」「何

年か経ったら笑いごとだよ」「今ちょっとその話はおいときましょうか」

そうできたらやっとるわい！　もう二度とこうした無責任な言葉で、弱り切っている人をさらに追い詰めるようなことはしないと、心に誓ったのであった。

第四章 「話せない」日々

「普通に話せてますよ」

注意障害、脳の情報処理速度低下、作業記憶の低下、情緒の脱抑制、遂行機能障害、パニック。様々な脳コワさんの中で、僕の抱えた障害は軽微ではないにせよ、決して重篤なものではなかったと思う。だからこそ、その回復や対策のプロセスを言語化することなどもできている。

けれども、その不自由によって抱えることになった苦しさは本当に重いもので、こうして過ぎ去った二年半あまりの闘病を思い起こし紐解いてゆく作業も、実は結構な苦しみを伴う。苦しいのだけど、あともう一歩。僕の抱えた障害の中でも最も苦しく、最も長く、場面によっては今も続いている障害について書こう。その障害とは「話せない」。少し踏み込んで言えば「言葉は話せるのに会話がうまくできない」だ。

口パク現象でも触れたように、僕が脳梗塞を起こしたのは右脳であり、言語を司る左脳は無事。言葉の理解はできるし、病後から話すことも聞くことも文章の読み書きもできたから、「失語」に分類される障害は一切負っていないはずだった。にもかかわらず、脳梗塞発症直後から僕は「うまく話せない」「言葉が出ない」「話そうとすると変な風に手が動く」といった症状に苦しみ続け、周囲にもそれを訴え続けた。

当の周囲からすれば「え？」だっただろう。なぜなら「オタク系な中学生女子」と表現したように、病後の僕は自分の言葉が感情の奔流とともに止まらなくなるシーンもあったわけで、「こんだけベラベラ話してるのに『話せない』って変だろう」と誰もが思ったはずだ。

主治医に訴えても、やはり首を傾げるばかりで「話せてますよ」と言われる。脳外科医は脳のプロであって高次脳機能障害のプロではないので仕方がないが（当初はそれも分からず腹が立ったが）、もっと残念なことには言葉のリハビリのプロである言語聴覚士に話しても「大丈夫です」と言われる始末。でも話せないんです。「って話せてるじゃないですか？」

挙げ句にこの言語聴覚の先生は、僕が病前にラジオ出演して話したときの音声を聞いて「今と変わりありませんよ」とにこやかに言うではないか。

回復期病棟で担当してくれた先生だったから、まだ僕も自分の不自由についての考察も進んでおらず、結局この先生の前で僕は曖昧に微笑みながら（もちろんそうしたいのだが、実際には能面バリに強ばった表情）、文字通り言葉を失うしかなかった。

そんなこんなで、とにかく「うまく話せない」という症状に苦しみ、医療スタッフには「相談しても無駄だ」といういらだちと失望の中で、独力で苦しみながらその原因追究をしていくことになったのであった。

麻痺が回復しても

なぜ話せない？　脳梗塞発症当時から分かっていたことはある。それは、感情の脱抑制に加えて「呂律障害」と「構音《こうおん》障害」があったということだ。

発症直後、僕は唇の左側を起点に、鼻腔あたりまで、少し麻痺が残っていて、自身でも自覚することができていた。唇や舌の麻痺は口が回らない＝呂律障害となって、僕はそもそも発声が不明瞭になっていた。加えて病後の僕は、どうにも「思い通りの声が出せない」不自由感も味わっていた。この発声の問題が「構音障害」「嗄声《させい》」（＝かすれ声）と言われるものだと教えてくれたのは、入院直後に担当してくれた言語聴覚士だ。

本来、人の声とは、呼気を口から出すか鼻から出すかの絶妙なバランスを、鼻腔や咽頭部でコントロールすることで、様々なイントネーションを生みだしているのだという。僕の場合はここにも麻痺があったから、まず任意の音程が取れずに突拍子もない高さの声が出てしまうこともあるし、ボリュームについても怒鳴るような大きな声か、か細く震える声の二択。「中間の声量で適切な高さで張りもある発声」というのができなくなっていた。これが構音障害。出てくるのは、ヨレヨレのじい様のように弱く掠れた声だけだし、吐く息の量が足りないために、力なく語尾は震える。制御して丁寧に声を出せば、やはり音量が全然足りずに囁き声のようになってしまう。「いきしちに」といった「い段」の音を続けて出すと、途中で嗄れ声になってしまうから「湿疹」などはまともに声にならない。にもかかわらず、同じ「い段」の連続で始まる「ピッチング」ならまともに言えたりするから不思議。

鼻腔に麻痺があることの影響なのだろう。発声面のみならずワサビをどれだけ食べても鼻にツンと来なかったり、くしゃみをしようにもハックションのハッ「ク」の溜めができずに単に「ブシャ！」となってしまうなど、ちょっと想定外な症状もあった。

だが、これらはあくまでフィジカルの麻痺が起こした話しづらさ。嗄声の症状こそ発症後二年半以上たつ現在となっても体調によって戻ってしまうことがあるが、手指の麻痺回復などと同様に構音障害も呂律障害も、その多くは短期間で回復していった。にもかかわらず、話しづらさは構音障害回復後も依然として残った。

会話ができない

だが、ここまで読んで下さった読者諸兄よ。たとえ構音障害が回復したとしても、僕が「話せる」と思うだろうか? 言葉が出たとしても「会話ができる」と思うだろうか?

舞い戻って想像してみてほしい。

僕には思考速度の低下があって、相手の話す速度にその内容を理解する速度が追いつかなかった。一方的に話を続ける相手に、自分の話し出すタイミングをつかむことができないのは、そもそも生きている世界の速度が対話の相手と違いすぎるからだ。注意障害の凝視で、相手の話したい本筋ではなくて、相手の話すことのどうでもいいディテールの意味を考えてしまい、その間に相手の話はどんどん進み、脳内は混乱する。相手の言葉は意味を失った音となり、口パク現象のパニックが開始。作業記憶も低下しているから、相手が数秒前に話した言葉すら忘れてしまい、混乱は深まる。この混乱に耐えるうちに、心の中は不快や不満や不安や、様々な抑えがたい感情でいっぱいになり、溢れ、溢れ……。

ようやく相手の話が終わって自分が話し出す順番になれば、感情が脱抑制状態な僕は、まるでソーシャルスキル（社会で円滑に生き抜く術《すべ》）の低い中学生の女子のように、自分の言葉をコントロールできずに翻弄される。直前まで相手が話していた内容とは食い違う「単に僕が話したいこと」だけを感情に任せて滔々と早口で話し、その筋は脳内で整理されていないから考えたままの内容が言葉になっているだけで、作業記憶の低さから話しているうちに自分が話した内容や相手に何を伝えたいのかを忘れ、今話していることの終着点がどこかすらも分からなくなり、落ちも結論もなく唐突に話し終えて、後は黙り込んで真っ赤になってハアハアしている。

問いたい。僕は話せているのか？

答えは明確だと思う。たとえ僕の口が日本語を発していたとしても、僕は会話ができていなかった。たとえ僕の脳の言語野《げんごや》に障害がなかったとしても、僕は話せる状態ではなかったのだ。

説明も説得も口論もできない

話しづらさに苦しんでいた僕は、あらゆる会話の中でも「納得していない相手に説明・説得する会話」を最も苦手としていて、いくつもの挫折を繰り返した。退院後に担当してくれた言語聴覚士は「問題解決的会話の困難」と表現していたが、本当に小さなことでも自分の意思を否定されたり反論されたりした時に、その先に「食い下がって説明する」ということができなくなってしまった。

これはかなり絶望的な自信喪失を僕にもたらした。

単に意思を伝えるだけなら、話しづらくても文書で意思表示するなどの手段がある。けれども、リアルタイムの会話の中で相手に自分の意思を説明することができなければ、社会生活の中でもビジネスのシーンでも、できなくなることはあまりに多い。何度か書いているように、僕は医師に自分の苦しさや不自由を伝えることに挫折した。訪問販売に拒否の意思が伝えられず、押し問答すらできずに塗炭の苦しみを味わった。復帰した仕事の上でも、何年もつき合い続けた担当編集さんに方針の説得ができずに、半泣きになりながら「君とは諍いになりたくないのに」と訴えたこともあった。

これが解消しなければ、病前のソーシャルスキルには到達できないし、仕事上でも人生そのものにおいても被るデメリットが大きすぎる。

そして何よりこの思い通りに話せないという不自由感は、僕が取材してきた脳コワさんが普遍的に抱えていたものでもあった。

脳コワさんは説明が苦手だ。食い下がれず、意見の対立する相手を説得したり自分自身のことを言葉で理解してもらうことを諦め、時には逆ギレみたいに議論を放り投げ、最悪のケースでは相手に暴言や暴力で訴えかける。結果として得られたはずの理解や支援を自らはねのける形になり、孤立する。そんなケースは、本当に嫌という程見てきた。

こうした「問題解決的な会話」ができないことは、社会の中では想像以上に大きなリスク因子なのだ。

怒りがもたらすもの

では、問題解決的な会話とは、本来どのように行われているものなのだろうか?

まず第一に、相手の観察だ。相手の口調や態度、それまでの言動を観察し、相手がどんな意見を持っているのかを推察する。そのうえで、その相手にどんなトーン、どんな言葉の選択、どんな内容の切り口で説得を開始すればいいのかをいくつかの候補の中から選択し、いざ発話。

時にはベストだと思った説得の言葉が相手に論破されたり不興をかったり、最悪の場合は激昂されたりということもあるだろう。そんな相手を冷静に観察し、相手の更なる意見も聞いたうえで、先ほどとは別に、相手にパラダイムシフトを起こさせるようないい切り口や例え話などはないのかと、再アプローチの方針を決め、発話（これが「食い下がる」という行為）。

もちろん観察の結果、一度切り上げて頭を冷やしてから再び説得にチャレンジする方がいいだとか、「こいつには何言っても無駄だ」「縁を切ったほうが早い」となることもあるが、改めてこうやって書き出してみると、理解できるだろう。

これだけの思考を反論してくる相手の話も聞きながらやる「問題解決的な会話」は、実はとてつもないスペックが要求されるものなのだ。

まず、相手の言葉を聞きながら自分の反論を同時に考える、適切な注意力や遂行機能。矢継ぎ早に反論を繰り出して来る相手に、いくつもの選択肢の中から適切な言葉を選んで言葉にする思考力と思考速度。そして相手の態度に冷静さを失わない感情の抑制力。わお。我ら脳コワさんが失った能力のオンパレード！

ちなみに僕の場合はなんと言っても怒りの脱抑制がすべてを台無しにしてしまっていた。

なぜここで脱抑制が一番悪さをしたと言い切れるかというと、会話以外にも、僕が脱抑制によってできなくなったことがたくさんあったからだ。

少々脱線するが、たとえば病後の僕が非常に苦手になってしまった作業に、「絡んだ紐をほどく」というものがあった。ヘッドフォンのコードでも、コンセント周りに複雑に絡んだ充電ケーブルでも、テレビの裏の配線類でも、病前なら数分でほどけただろうものに、何倍もの時間がかかったり、途中で半泣きになりながらハアハア言ってあきらめたりもしたし、なんとあまりにイライラしてヘッドフォンのコードをハサミで切ってしまって大後悔なんてことまであった。

だがよくよく考えると、この絡んだ紐をほどくタスクとは、「問題解決的な会話」と類似の行為なのだ。まず絡んだ紐をほどく際、人は結び目や紐の端がどこにあるかを観察し、どの部分を引けば良いのかを選択・決定する。その部位を実際に引いてみて紐がほどける方向に行けば良し、そうでなければ、別の部位を引いてみる。

ここで行われているのは、観察↓方針決定↓アプローチ↓失敗↓再観察↓再アプローチ（食い下がる）の繰り返しで、いつしか見つかる正しい方針を重ねていくことで、複雑に絡んだ紐はほどける。

だが多くの場合、病後の僕はこうした作業中に大きな苛立ちや怒りの感情に翻弄されて、作業に挫折した。落ちついてゆっくりやればできるのに、心の中の苛立ちに負けて、作業を投げだした。同様のことは洗濯もの干しのピンチが絡んで外れないとか、重ねたハンガーが絡んで一本取れないとか、ポケットの中に手を入れていくつかある物の一つだけを摑んで出すだとか、日常のあらゆるシーンで発生した。

そして僕は、ヘッドフォンのコードを切った。腹立ちまぎれに絡んだままのハンガーを庭に投げた。ポケットの中のものを全部床にぶちまけた。だが、これと同じことを対人の会話上でやるということは、「殴りかかる」や「キレてその場を立ち去る」に等しい。そんなことはできないから、僕は話せなくなった。

それはまさに僕が取材してきた、ソーシャルスキルの低さ故に自ら孤立を招いてしまう「面倒くさくわかりづらく支援からも遠いところにいる社会的困窮者」そのものである。昨今問題視され始めている「キレる老人」なんて、まさにお仲間かもしれない。

やっぱりそうだ。僕は「あの人」たちの立ち位置にいる。ここまで来たらあとはもう一歩。なぜ「喜哀楽」の感情は多少なりとも言葉に出せたのに、怒りや苛立ちといったマイナスの感情に限って言葉にすることができず、結果、声を失ってしまうことが多かったのだろうか。

考えて考えて、ようやく辿り着いた結論は、そもそも「大きすぎるマイナス感情は言葉にはできない」ということだ。できないというか、してはいけないのだ。

言葉を失う

そもそも言葉とは自らの気持ちを相手に伝えるための手段だが、その気持ちが大きすぎて言葉にならない場合、往々にして人は感情が身体の反応に表れてしまう。

例えば大きすぎて言葉では表現しきれないほどの喜びや感謝は、涙を流すという身体反応に表れる。飛び上がったり踊り出してしまったり笑ったり、思わず相手をハグしてしまったりといった行為も、すべて喜びや感謝や嬉しさの感情の身体的反応・身体的表現だ。

僕の場合、このようにプラス側の感情は主に溢れ出る涙で表現してしまうことで、相手には十分気持ちが伝わった気がしたし、一度涙で気持ちを外に出してしまえば、案外胸の中はスッキリして、そこから改めて丁寧に気持ちを言葉にして相手に伝えることができた。

だが果たして、怒り、苛立ち、不満、不快といったマイナスの感情は、同じように身体表現しても良いものだろうか。答えは、良くない。良くないというか、それは社会的に許されていない。

会話中に起きる、こうしたマイナス感情の身体的反応とは、足を踏み鳴らす、手で机を殴る、物を壊す、そして相手に手を上げる、捨て台詞を吐いてその場を立ち去るなどがあるだろう。これらはすべて社会の中では基本的に禁忌とされるものだ。言葉ではなく暴力に頼ることは法規に触れ、物を叩いたりする行為は脅迫的だとされ、常軌を逸した暴言もマナー（時には法規）に触れる。

喜びの涙は許されても、怒りの拳は、許されていない。

では、その必要以上に巨大なマイナスの感情を、無理に言葉で相手に伝えようとすればどうなってしまうだろう。

まず、言葉を探して、見つからなくて、会話が途切れる。一度出した言葉では正確に感情のスケールを伝えられていない気がして、言いよどんだり、同じ言葉を何度か繰り返したりする。それでも感情は収まらず、ついにはスター・ウォーズに出てくるドロイドのC－3POみたいに、不自然な身振り手振りのジェスチュアが始まってしまう。

だがマイナス感情の脱抑制もある程度落ち着いてきた今ならわかる。あの当時、僕の中にあった「脱抑制」のマイナス感情の大きさは、そもそものサイズの感情を適切に表す言語が存在しないのだ。よく子どもが「ウルトラスーパーエクストラアルティメットムカついた！」などと冗談で言うが、当時の僕の怒りのサイズはリアルに「最超弩豪超天無双無比級ムカついた×10」ぐらいのもので、号泣と同様に身体表現でしか表せないほどのサイズだった。脱抑制という言葉は、なにか「ガマンできない人になった」みたいな印象だが、当事者的にはむしろ「感情のサイズがバカでかくなる」の方がしっくりくる。表現の方法は、叫ぶ、暴れる、殴る、その場を立ち去る。いずれも許されない中で、僕は言葉を失ったのだと思う。

「問題解決的な会話」はそもそも難しいが、その中でも相手が無理解な反応をしている

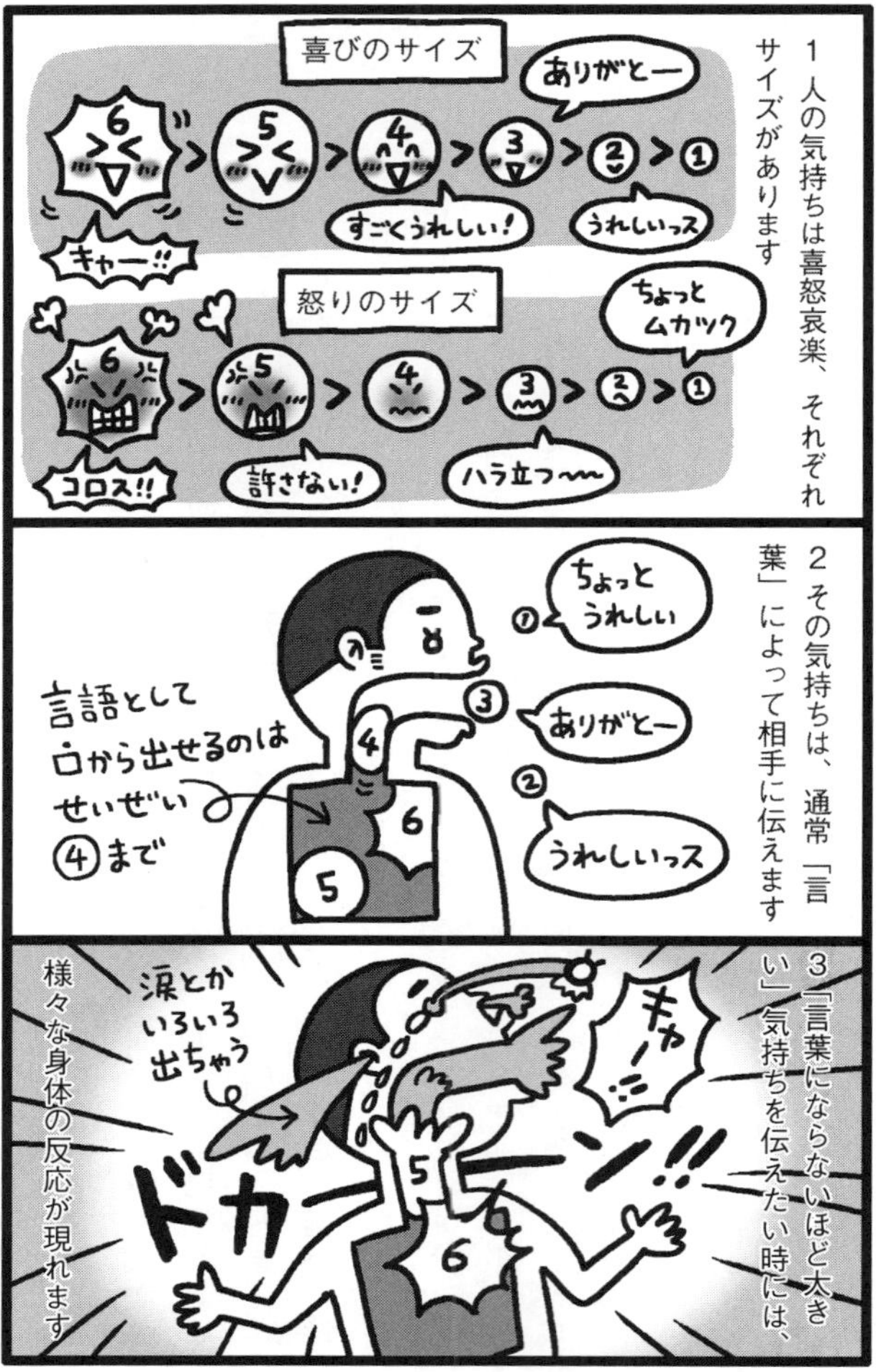
1 人の気持ちは喜怒哀楽、それぞれサイズがあります
喜びのサイズ
ありがとー
すごくうれしい!
うれしいっス
キャー!!
怒りのサイズ
ちょっとムカツク
ハラ立つ〜〜
許さない!
コロス!!
2 その気持ちは、通常「言葉」によって相手に伝えます
ちょっとうれしい
ありがとー
うれしいっス
言語として口から出せるのはせいぜい④まで
3「言葉にならないほど大きい」気持ちを伝えたい時には、
キャー!!
涙とかいろいろ出ちゃう
ドカーン!!
様々な身体の反応が現れます

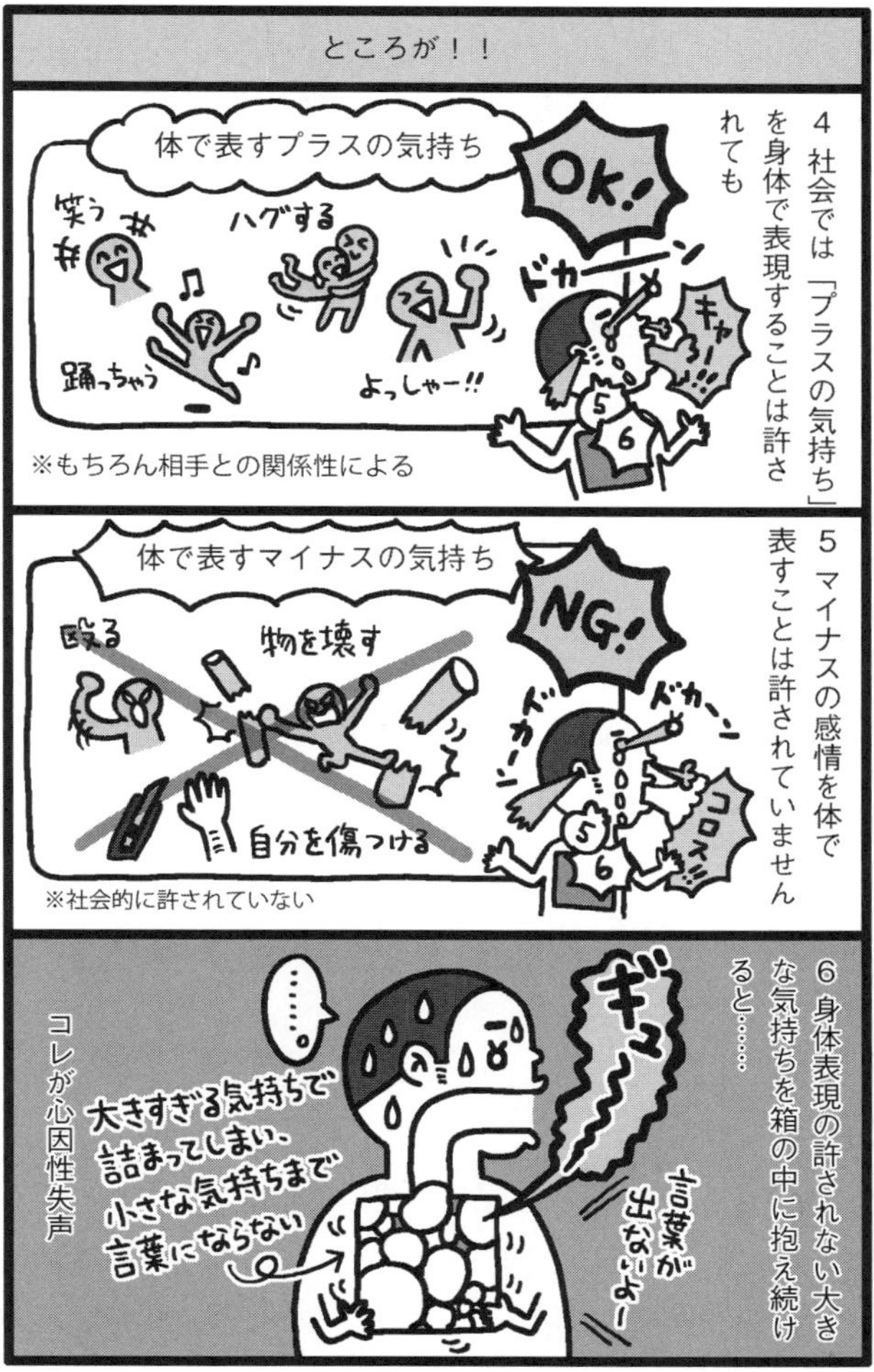
ところが！！
4 社会では「プラスの気持ち」を身体で表現することは許されても
体で表すプラスの気持ち
OK!
笑う
ハグする
踊っちゃう
よっしゃー!!
ドカーン
キャー!!!
※もちろん相手との関係性による
5 マイナスの感情を体で表すことは許されていません
体で表すマイナスの気持ち
NG!
殴る
物を壊す
自分を傷つける
ドカーン
ドカーン
コロス!!!
※社会的に許されていない
6 身体表現の許されない大きな気持ちを箱の中に抱え続けると……
ギュ～
……。
大きすぎる気持ちで詰まってしまい、小さな気持ちまで言葉にならない
言葉が出ないよー
コレが心因性失声

のを説得したり、話のテーマがそもそも自ら憤慨を感じていることだったり、元々嫌いな相手との会話だったりすると、顕著に話せなくなった。その理由がようやく明らかになった。

やっぱり脱抑制、恐るべしだ。

ラスボス＝初恋玉の登場

これでファイナルアンサーか？　ファイナルアンサーであってくれ。どんなにか、そう願ったことだろう。

けれども僕の話しづらさには、まだ先があった。

構音障害もある程度解消し、感情の脱抑制も時の経過とともに緩和していったにもかかわらず、僕の話しづらさは、他の多くの症状の回復に反比例して、日常復帰度に比例して、増大していくことになった。

脳梗塞発症からおよそ一年四ヶ月後、僕は高次脳機能障害当事者としての取材に応じて「喉に飲み込めないゆで卵が詰まったままのように話しづらい」というコメントをしている。確かに僕の喉元には麻痺があり、声が掠れる症状もかなり前からあったが、

「喉元の卵」の描写は発症直後の日記にも、発症一年後に上梓した前著・『脳が壊れた』にもない。

では病後の日記ではどうか？　読み返して確認すると、この「単に会話が難しい」のではなく「喉元に物理的な違和感があって話しづらい」は、なんと「TさんRちゃんさようなら」のイラたんさん解消期ぐらいに初めての記載があり、徐々に仕事への復帰度を高め、多くの人に会うようになったころから記載が多くなるのであった。

この喉元の違和感こそが、僕の話しづらさの原因として最後まで残ったラスボス、名付けて「初恋玉」である。

「喉にゆで卵でも詰まっているような」と表現したが、息ができないわけじゃない。にもかかわらず、かなりの息苦しさだ。そしておかしなことに、鼻腔の麻痺によって声に抑揚がつけられない症状などは、どんな環境下でも同様に症状があったが、この喉元のゆで卵飲みかけで止まっちゃった的違和感は、日によって大きくなったり小さくなったりするし、なんと話題によっても症状に変化があるから、やはりフィジカルの麻痺である構音障害とは無縁。にしては、ずいぶん物理的な違和感でもある。

そしてそして、さらに謎なことにはこの卵、「酒を飲む」とほぼ消えてしまうのだ。

そんな都合のいい麻痺がある筈がない。

ちなみにこの卵が大きくなる話題とは、そろそろ読者様にも想像がついただろうか？　そう「問題解決的な会話」や「大きな感情を伴う会話」なのである。様々な障害が緩和する中で、ようやく僕はこの卵の正体に目星をつけた。これは、麻痺でも心理的なものでもなく、「心因性の身体症状」なのだ。ということで、「心因性　喉　違和感」でグーグル検索したら一発で答えが出た。その卵の正体は「ヒステリー球」……。

本書で一番聞きなれない言葉かもしれない。ヒステリー球とは、過大なストレスを味わい続けた人に起きる症状で、まさに当事者の訴えは「喉に異物が詰まっているような話しづらさ」だという。当事者コメントを見れば、うまく相手に言葉や気持ちを伝えられないストレスだとか、職場など、感情を言葉に出せない環境で我慢をし続けた結果などというものが多い。

うわ。制限できないマイナス感情を言葉にできずに抑え続けた僕と、同じじゃないか。なるほど、これが我が喉元の卵か。つまりはこの話しづらさは、脳梗塞を起因とする構音障害とも高次脳機能障害とも直接は関係ない。それら障害をもつことで上手く話ができなくなり、大きなストレスをためたゆえに発症した心因性の「二次障害」だったのだ。

強敵《とも》の名は

とようやく答えにたどり着いた中で、またひとつの発見というか、掘り起こされた記憶がある。能天気に生きてきたはずの僕は、人生で一度だけこの卵を経験したことがあったのだ。

それは僕が小学五年だか六年だかの頃。同級生にひとりの女子がいた。思えばその女子は、今の我が妻とそっくりな性格で、多動で騒々しくて、喧嘩っぱやく言葉より手が出るところがあって、でも実はすごく繊細な心の持ち主で、部屋には淡い色彩が独特な水彩画家のいわさきちひろさんの絵が沢山飾ってあった。

多分他の同級生から見れば、彼女と僕は常に口喧嘩をしている犬猿の仲のように思われていたに違いないし、喧嘩の内容があまりに犬も喰わないものなので「夫婦喧嘩」などと揶揄されたが、本当は僕は彼女のことが好きだった。

そして僕は、口喧嘩以外で彼女と話そうとしても、うまく話せなかった。なんというか、彼女を目の前にすると、喧嘩を売る以外の真面目な会話ができないのだ。彼女の大切にしていたペットの話とか、絵の話とか、言いたい言葉も話したいこともたくさんある。けどそれを言葉にはできない。気持ちを言葉にできない。心の中が一杯になって、ずっと我慢して、でも言えないで、ずっと我慢して……。話そうとしても喉元にゆで卵が詰まったみたいで……。

非常に残念なことに、彼女は二十代前半にして病気で亡くなってしまった。が、間違いない。この喉元のゆで卵は、あの少年時代に経験したゆで卵だ！ 大発見に興奮していると、背後からいつもの魔の声が到来である。

「ヒステリー球じゃなんだか悲惨じゃん。そんなん『初恋玉』でいいじゃん」

「いや妻よ、それはいくら何でもストレートで恥ずかしいのですが」

「認めたくないものだな。若さ故の初恋君★」

じゃあもういいよ！

さて初恋玉。強敵と書いて友と読む。感慨を込めて、我が初恋玉を考察しよう。

相槌は難しい

まずこの球はいい加減なもので、前述したように酒を飲むとスカッと無くなってしまうし、元々言葉を選んで話す必要のない妻や親友クラスの相手ではあまり発生しない。

腹が立ったら「ファッ○」と言えて、超腹が立ったら「ファッ○×5」ぐらい言える間柄の相手には、よほど気を遣う話題でない限りは初恋玉はない。が、当然こんな相手は僕の全人間関係の中でもちょうど片手で数えられるぐらいで、それ以外のすべての相手との会話では僕の喉元に初恋玉が詰まっていた。

だが回復するのは分かっている。初恋玉が、上手く話せないというストレス起因の二次障害なら、そのストレス解消と同時に初恋玉も消えてくれるはずだ。そして案の定、予測通り、この初恋玉も僕が病前のコミュニケーションを取り戻し、思い通りの表情や言葉を出せるようになるのに比例して、つまりはストレスの減少と比例して、徐々に解消していった。

けれどもここでもう一点、初恋玉が解消していく経緯での、あらたな発見があった。「ここ数日初恋玉がないな」と回復の閾値到達に気付く直前に、コミュニケーション面で明らかに病後できなくなっていたことが、できるようになった。そんな瞬間があったのだ。

できるようになったこと。それは、「適切なタイミングでの、適切な相槌」だ。いわば、当意即妙《とういそくみょう》の会話である。

ここに至って改めて気付いた。実は僕が病後最も求めてやまなかった自然なコミュニケーションとは、この「当意即妙」だったのだ。

病後の僕は、様々な高次脳機能障害の結果、会話中にうまく表情を作ることができず無表情で、相手が話し終わって自分が話せる順番になるまで押し黙っていることが多かった。要するに反応が鈍い、もしくは無反応だった。だが、実は病前の僕もさほど脳みそ酷使して会話していたわけではなかったし、実は健常な人間でも、それほどすさまじい思考スピードで会話をしているわけではない。

では、さほど頭を働かせて返答しなくてもテンポ良く続く会話や、かみ合って感じる会話とは、どのようにして成立しているのだろうか？　ここで出てくるのが、「適切なタイミングでの、適切な相槌」だ。

「ふーん」とか「ふんふん」と頷いたり、「へー」でもいいし「なるほどねー」でもいいが、そこには膨大なバリエーションが存在する。たとえばこんなものだ。相手の会話におおむね肯定的であれば「ふんふん。ですよね〜。ほんとに。全く」。

それぞれの末尾が落ち着いた「。」では、まあ落ち着いて相手の話に同意している感じ。だが相槌の語尾を力強く発声する「!」であれば、より強い肯定相槌となるし、「ふ～ん」の語尾が下がっていけば「なるほど納得、奥が深いなあ……」的なイントネーションを加えることだってできる。腕なんか組んじゃったりして。

そして一方で、こちらの意見が相手に肯定というより否定サイドなら、語尾上がり気味の「え～?」も相槌だし、それまで肯定的だった相手の話に強く否定したい要素が入れば「え⁉」と聞き返すように入れる相槌もある。さらに懐疑的要素を含ませるなら「え～ほんとに?」もある。少し上目遣いに相手の顔を覗き込んだりすればメチャメチャ感じ悪い言葉と仕草の連係プレー完成。すごい‼　つまり相槌とは、きちんとした言葉を発さずとも自分の意思を伝えることのできる、超便利なツールであり、さらに会話という言葉のキャッチボールをするうえで「相手のボールを受け取りましたよ」という意思表示や、「こちらがそろそろボールを投げ返しますよ～」であるとか、「投げ返すボールの方向や強さはこんな感じですよ～」なんてことまで伝えられる、万能なツールでもあったのだ。

そして、こうした様々な相槌で相手の話に対するこちらの同意度を伝えつつ、相手の会話の切れ目に言葉をさしはさんで、こちらの会話の順番になる。

ここでさらに活躍するのが、言葉の「出だし」。例えばこちらが否定サイドであっても出だしが「そうなんですけどね」なら、相手の言葉に少しは同意しつつも自分の意見は違うという表現に。「いや、そうじゃなくって!」であればより強く相手の言葉に納得がいっておらず、強めにこちらの主張をしたいという表現になるし、「え~、でもですねえ」であれば、相手の言葉を懐疑しつつこちらの主張に入るというモードである。

相槌とは、もちろん、一方的にこちらの意思を伝えたいだけならこんなテクニックは不要だが、会話の中でひとつの事象について互いに洞察を深めたり、合意を形成したり、相手の答えを覆してこちらの答えを伝えて落としどころを探るといったテクニカルな対話では、どうしてもこうした言葉のツールが欲しい。

このバリエーションがたくさんあるツールの中から、自分の気持ちにきちんと沿ったものを選択して、思い通りのタイミングで出す。それこそが、病後の僕に失われていたものであり、その自然な会話ができず、なおかつ脱抑制でそもそも感情を相手に伝えられないという二重のストレスによる二次障害が、憎き初恋玉だったというわけだ。

楽しい会話が戻ってきた!

一度この相槌が戻ってきてからは、会話の機能は加速度的に回復していった。ある日ふっと妻以外の人との会話でもこの相槌が打てるようになったのが、病後十七ヶ月のこと。すると不思議なことに、会話の間に僕は笑うことができるようになった。思わず吹き出すとか、失笑や苦笑ができた。

会話中にクスッと笑えるようになったら、今度は相手の話にツッコミも入れられるようになった。

「そこは笑うところだろ！」

「そこツッコむとこじゃん！」

さらには自らの言葉の語尾に「って言ってもあんま意味ないけどね」のようなセルフツッコミや照れかくしのボケまで混ぜられるようになった。深刻な会話の語尾をギャグで濁して相手をリラックスさせたり、しょーもない話ではあるが、咄嗟に思いついた下ネタで場を和ますこともできる。こうなってみると、病前の僕が会話の雰囲気作りをするために、下らない駄洒落や下ネタにどれほど依存していたかに改めて気付いた。下ネタ万歳！

こうしたすべては、リラックスした自然な会話の中では、重要な要素だったのだろう。

だが前提として適切な相槌を出せなくては、会話のテンポそのものが作れない。そして数々の言葉の遊びを差しはさむには、思考スピードや適切な遊び言葉を出す選択力が必要だが、うまく話せないと苦しんでいた僕の会話からは、そうした余裕が一切失われていたということになる。

病後、あんなにも苦しくて仕方がなかった他人との会話が、ようやく楽しいものとして僕の手元に戻ってきた！

もちろん同時に初恋玉の出現頻度も一気に下がり続け、なくなった！　と思いきや、発症後二年半近く経つ今でも、大勢の人の前で説明的な会話をするときなどには初恋玉もその他の話しづらさも戻ってきてしまうが、これは病前でも苦手だったから仕方がないだろう。

けれどももう大丈夫。緊張するシチュエーションでは障害の回復が逆戻りすることがあるのは十分わかっているし、いずれはどんなシチュエーションでも自分の狙った会話の能力を取り戻せると、僕は自分を信じることができるようになった。

これで、僕が抱えた不自由と障害の分析と解釈は終わりだ。ラストに蛇足にも感じるが、やはりちょっと付け加えさせてほしい。

まず僕と同様の、脳卒中や脳外傷後の高次脳機能障害当事者において、受傷部位が右脳だろうと左脳だろうと、当事者の書いた本や発言に「話しづらい」「思い通りに話せない」という訴えは共通している。だが、やはり見事に「言語野損傷」以外の言葉の不自由について、明確な症状名もないし、研究者の発言ももやっとして的を射ない。

僕が陥った発話困難は「脱抑制やその他の高次脳機能障害による話しづらさ」であり、「そのストレスによる二次障害としての心因性失声」だろうか。たしかにそれは失語じゃないし、失声というと声が出ないみたいだが音声は出る。では「心因性失話」か。いずれにせよびっくりするぐらい当事者研究は遅れている。

また他の不自由と同様に、多くの脳コワさんの当事者から、この思い通りの話ができないとか、気持ちが言葉にならないといった声を聞き取ってきた。言葉による意思伝達という、当事者のＱＯＬ（人生の質）や社会復帰に大きくかかわる要素に、研究とケアの余地が大きく残されてはいないか、医療現場にも支援職全般にも、改めて問いかけたいと思う。

第五章 「受容」と、「受容しないこと」のリスク

二〇一七年九月末の朝、記録的大雨の翌日の空は快晴。四十一歳半ばで脳梗塞になった僕も、もう四十四歳。ちょっと前まで日々苦しんでいたことを考えると信じられない程に快調な日々が続いている。

今日は七時に起きて洗濯物を干して、近所、といっても田舎ゆえ片道十キロの喫茶店までスクーターで駆けて（距離はあるが信号もないので十分少々）、こうしてノートPCに向かって原稿を書いている。先ほどはレジで新人の女性店員さんのナチュラルなボケっぷりが楽しくて、少し談笑した。

今朝の声も少し擦れ気味で、依然として嗄声の症状は残っているが、全く問題なく店員さんと話すことができた。やはりフィジカルの後遺症である嗄声と話しづらさは、本質的には関係なかったということだろう。

それにしても、自分でも信じられない。この同じ喫茶店のレジで、一年半ぐらい前にはこんなことがあった。

「ドリップコーヒー、ショートサイズ、マグカップで」（僕）

「ホットでよろしかったですか？」（店員さん）

「はい？」

「温かいお飲物でよろしかったですか？」

「……あの……ドリップコーヒー、ショートサイズ、マグカップで」（掠れ声の僕、胸の中には猛烈ないらだちの感情）

今考えると意味が分からんが、当時の僕はレジの前で声を出すだけでも苦しく「マグカップで」と言っているのに「ホットですか」と聞いて来る店員さんが腹立たしく、店員さんの目を見ることもできずに震える手に引きつった顔でコーヒーを受け取って、黙って席に行くしかなかった。

ちなみにそのいらだちを翻訳すると（このお店ではホットでって頼むとマグカップでよろしいですかって聞き返して来ることが多いから、初めっからマグカップでって言ってるのに！　君はアイスコーヒーをマグカップに注ぐのか！）である。実にくだらん……。本当に、なぜこんなことであんなにも心が騒ぎ、息苦しい思いをしていたのだろう。

だが本当に有り難い。同じ喫茶店の同じレジで、新人女子店員と談笑できる日が来るなんて、想像もできなかった。いや、最近僕は笑顔で話しかけてくる人にはどんなシチュエーションでも笑い返すようになっていて、なんか病前はこんなにフレンドリーな奴じゃなかったような気もしているし、あまり気分のよくない日でも、笑顔を作ると自然に言葉尻が笑いでくだけることを新たに発見した。最近は歩いていると道を聞かれることが多い。

「この世界は笑顔を見せた方が得をする」とタイ人みたいなことを僕に教え込んだのは妻だったが、ちょっと効果がありすぎたかもしれない。まあ、一説にタイの人は十種類以上の笑顔の使い分けをしているらしいけど……。

閑話休題。

さて、僕の喉に初恋玉の違和感が現われることはもう「ほとんど」ない。先日は初回の取引先との打ち合わせで、先方の担当がお一人かと思ったらいきなり四人来られて、自己紹介もそこそこに四人がかわるがわるに話すものだから、一気に初恋玉の復活と口パク現象に陥ったが、相手の話を遮って「すみません、もうちょっとゆっくり」と言うことができたし、二時間程の打ち合わせも最後の方になると初恋玉のサイズも半分ぐらいになって、微笑む余裕までうまれた。

今もすこし話しづらいなと感じているのは、「この人には一番響く言葉を与えてあげたい」と思っている数名の特定の相手ぐらいで、彼らに共通するのは僕がその人のことを結構好きで、その人が非常に繊細な相手で、何より僕自身がその人に嫌われたくないと思っている人物ということだ。

なんだそれじゃ、やっぱり初恋玉は本当に「初恋」玉だったのかと思うが、確かに恋は苦しいって昔からよく言われている。結論すれば「恋＝心因性失声」。オッサンになってから気付いても仕方がない神髄に、今さら気付いてしまった。

昨日は大雨の中で、電車に乗って都心に出向いて長い打ち合わせをしたが、終始笑っていたし、非常に複雑な説明をする必要があったにもかかわらず、話しづらさは一切感じなかった。

半年前には、同じく遠方で脳梗塞後に初めての「初見の相手への取材仕事」をして、二時間程話した時点で突然頭の中が真っ白になって言葉が出なくなるという経験をし、

「やはりまだ人物取材記者としての復帰は無理だ」と落ち込んだが、今は確信できる。多分、もう病前通りの取材が可能なレベルだ。

昨晩の打ち合わせも長時間だったが、脳を使い果たしてヘロヘロになって帰宅してベッドに入ったものの、入眠時のパニックは起きなかった。寝る前に読もうと思った小説は二ページも進まずに、気付いたら朝だ。最後に経験した夜泣き屋パニックは十ヶ月前で、最近は不安にも思わなくなってきたところだ。

雨の中傘を持った人ごみの中もすいすい歩けた。様々なシーン用に揃えたサングラスの多くは茶の間の鴨居に引っ掛けたままで、眩しさが若干和らぐPCグラスを常用している。雑音は相変わらず苦手なので雑踏の中では耳栓ではなくカナル型のイヤフォンを耳に突っ込むようにした。「心を落ち着けつつ気分が上がる」音楽を求めて好みは妙にマニアックな方向に傾いたが、ジャンルはチルウェイヴとかヴェイパーウェイヴとかチルホップとかローファイヒップホップとか。音楽の本じゃないので、ご興味のある向きは調べてみてください。

それにしても、長かった。脳梗塞発症から二年五ヶ月後の僕は、病前の「自分をコントロールできていた僕」に99％ぐらいは近づいたと思う。ちなみにちょうど一年前頃の日記を読み返すと「95％は回復」などと書いているが、今思えばその時期も相当につらく不自由な思いをしていたと思う。感覚的なもので量的表現が難しいが、95％回復の段階では「一日中ずっと感じ続けている痛みがあって、そのレベルが全体的に下がった」という感じ。一方99％の今は「そもそも何もしていなければ痛いと感じることはなく、稀にチクッと痛みを感じるシーンがある」程度だ。

4％にしては大きな差に感じるかもしれないが、当初は「四六時中激痛！」という状態だったことを考えると、やはりそんな量的表現が自分の中ではしっくりくる。

こんなに長引くとは思っていなかった。これは本心ではあるが、同じ程度の高次脳機能障害の当事者と比較すると、僕は随分と順調に回復しているようではある。そして今になって改めて強く感じるのは、僕が極めて穏やかに日常に戻れたという「ソフトランディング」（軟着陸）感だ。

確かに退院して直面した日常の不自由は猛烈で、いきなり覚めない悪夢の中にぶち込まれたようなショックを僕に与えた。本書も、テキスト検索したら一体いくつの「苦しい」「つらい」の文字が出て来るのかと思う程、その辛苦（また一個ずつ追加）を描いてきたが、それでもなおかつ僕は日常にソフトランディングしたと強く感じている。

その理由としては、具体的に僕自身が恵まれていたこともある。第一に僕は自宅を事務所とする個人事業主で、従業員もいないし「話せない」の障害があったとしても、黙々と文章を書くことが主な仕事。もちろん病後は対人取材をして雑誌に記事を書くといった病前の記者仕事は実質上引退せざるを得なかったが、これまで取材してきたことを元にした記事や漫画原作の仕事などは続けることができたし、担当編集さんたちは僕の抱えた不自由をよく理解して支えて下さった。

加えて、なにより僕のそれまで取材してきたテーマは「貧困問題」であり、世の中の多くの落とし穴を見てきた結果として、僕は僕自身の中にも「貧困フォビア（恐怖症）」みたいなものを育て上げ、若い頃に酷く貧乏な生活に惨めな思いを続けてきた経験が、さらに恐怖症に拍車をかけた。だからこそ固定出費を減らして貯金しまくるというスタイルで生きてきたし、何年か働かなくても大丈夫というぐらいには「預金という名のセーフティネット」を自ら用意してきた。

失職もせず、金銭的ピンチにも陥らなかったからこそ、僕はこうしてのんきに自己観察など続けていられる。人を観察し文章にすることは元々僕の仕事だし、決して楽なことじゃないけど、これが「勤め人で、対人交渉を必要とする仕事で、預金の習慣もない」立場だったら、間違いなく僕は今とは比較にならぬほどの困窮の中で踠《もが》き続けていたと思う。

そうした意味で、僕は本当に恵まれていたのだと、つくづく痛感している。

そもそも「病前から高次脳機能障害になっても戻り易い日常に生きていた」というのは、単に経済的なもの以上の大きなアドバンテージだ。なぜなら、自ら高次脳機能障害となり、それを回復させてきた過程で、強く断言できるのが「病前の日常生活に復帰する以上のリハビリ＝高次脳機能の再発達トレーニング、は現状存在しない」だからである。このことについて、すこし掘り下げたい。

回復する身体、回復しない高次脳機能

前述してきたように、病後の僕に残った身体面の麻痺は、比較的軽度だった。そして、リハビリ医療の支援を受けて、僕は身体面のリハビリと回復については、もう感動したという記憶しかない。

担当の作業療法士は、動かなくなってしまった僕の手指に自らの手を添え、単純な曲げる伸ばすの動きを丁寧に丁寧に繰り返す。そしてその手を離し「自分で動かしてみましょうか」。すると、ほとんど動かなかったはずの僕の指は、震えながらゆっくりではあるが、確実に手を添えてもらって動かしたときの動きをトレースする。脳内に劇的に走る「きたあああ！　これだ！　ど忘れしてたけど、この指、こうやって動かすんだ！」の感覚。けれど、動いた指はリハビリが終わって病棟のベッドに戻ると、もう動かない。

ここで諦めてはなるものか。一度はうっすら思い出した動きを再び思い出すため、麻痺のない右手で左手指をゆっくり曲げ、伸ばし、かつての動いた記憶を再現し何度も何度も動かし……それを繰り返す度に、指は思い通りの動きを取り戻していく。やればやる程、毎日毎日、回復は続いていく。もう、感動と、強い達成感しかない！

全身をとりまく異世界感や「あらゆる自分をコントロールできない」苦しさにもかかわらず、やはり入院中の僕はこの身体面の回復が与える報酬感情と期待感とに有頂天になっていたと思う。

だが一方で、日々回復を実感する身体の麻痺に対して、高次脳機能面は一向に回復しないし、むしろ日常復帰を深める程に苦しさや不自由は増すばかり。そして残念なことに「これだ！」と言えるリハビリの課題も与えてもらえなかった。入院中には認知能力を試すテストをいくつも受けて、静かに環境の整えられた個室の中でその課題を必死になってやって「高次脳機能面は大丈夫っぽいですね」「健常でももっと低い点数の人もいます」的なことを言われて、「ヨシャー俺！」ぐらいに思っていたが、それはリハビリではなく単なるテスト。

実際に退院してみたら、レジ会計もできない人ごみも歩けない脳コワさんのままだった。なんなんだ！　全然大丈夫じゃないじゃん!!

リハビリの極意は「日常生活」

当然のことながら僕が思ったのは、身体面の麻痺に対してはあれほどに素晴らしいリハビリ技術があるのだから、高次脳機能にも同様のリハビリはないのかということだった。

身体を動かすのも、心を動かすのも同じく脳。ならば、どこかになにかいい高次脳リハがあるはずだ。あの手指に添えられた作業療法士の手のように、従前の「普通だった」僕を劇的に思い出させてくれる方法があるはずだ。そう思った僕だったが、色々と書籍などを当たってみても、それらしきものには辿り着かなかった。

「脳トレ」に類するような課題やゲームはほぼ全て高次脳機能への刺激を伴うが、慣れてしまえば案外難易度が低くて、それほどの負荷を脳に与えられているように感じない。そして難易度が高いと感じる脳トレ課題は、そもそも病前にもできなかったものに思えてならない。

一方であちこち齧《かじ》って精神科領域の「認知行動療法」が、僕の求めている高次脳リハビリにかなり近いという目星もついたが、フォローを受けている当事者のケースを見ると、僕よりももっと重い脳コワさんケースに感じられる。

ちなみに認知行動療法とは、まさしく僕ができなくなった「気の持ち様」を正しく補正するメソッドで、苦しさ＝ストレスを感じる方向に思考が向かわないように、行動や思考の習慣を根本から変えていく、言わば心の矯正ギブスみたいな医療だ。「感じ方の環境調整」とも言える。だが、実施している病院は遠方が多く、書籍を出しているようなごく一部の先生以外にそのメソッドを理解してやっている臨床心理士も少ないような、どうにもモヤっとした印象を受けた。だいたい、高次脳機能障害の者が保険診療で認知行動療法を受けることはできない。

だがここで、逆転の発想である。

「使えば回復する」「繰り返す程に再発達する」は、身体でも高次脳機能でも、脳神経細胞回復の鉄則である。前著では少し詳しく書いたが、身体の麻痺が回復していく訓練過程は、僕にとっては運動機能が未発達な子ども時代における、身体の動きや様々なスポーツにおける技巧性トレーニングと全く同じものに感じ、実際にそうなのだと確認した。

軽度に麻痺した身体機能は、発達途上の子どもと同様。ならば、同様に子どもとは、高次脳機能が発達途上な段階の人間ということができる。感情は脱抑制的だし、認知も知覚も未発達。では、子どもはどのようにして高次脳機能を発達させていくのだろうか。言うまでもない。家庭や学校という社会で生きていくことで、子どもの高次脳機能は発達するのだ。

答えは目の前に転がっていた。問題なく社会行動を行うための高次脳機能を一番使うのは「社会活動」すなわち病前の日常そのものなのだ。

病前通りの日常生活、病前通りの社会生活、それはあらゆるシーンでバランス良く高次脳機能を使い、失われた機能を再度発達させるための刺激に満ち満ちている。なんのことはない。「ボールをうまく投げたければ、まず正しいフォームでボールを何度も投げなさい」である。

やれた記憶

日常生活に戻り、挑戦すること以上に単純で効果のあるリハビリはない。これは、立派な自己医療行為だ。それが僕の辿り着いた結論。ただし、そこには条件がある。病前の日常生活でやれたことの中でも、「得意だったことや楽しかったこと」をやることが、効率的な高次脳リハだということだ。

なぜなら病前に得意でやり慣れたことは、「やれたという記憶」が強くある。「動かせた記憶」のある指の動きをリハビリの中で再現していったように、やれたこと、好きだったことへの再挑戦は、成功報酬を感じられる効果的なリハビリ行為になるだろう。けれども逆に「新しいこと」「そもそも病前も苦手だったこと」へのチャレンジは、ビックリする程ミスが増えるし覚えも悪いし、「やりづらいけど少しはやれてる気がする」と「全くやれない」ではモチベーションも変わってくる。

では、僕が病前に得意とし、好きだったことは何か。まず多くの執筆業務がそうだった。バイクを使っての大小の旅や、複雑な目的地到達ルートを検討することもそうだろう。人と話すことも好きだった僕にとって、病前通り話せないことは最も大きな苦痛ではあったけど、なんの気兼ねもなく罵倒し合えるような間柄の友人と酒を交えて美味いものを食うのは、一瞬でも病前の自分を取り戻す貴重なリハビリ体験だった（前述したが酒を飲むと初恋玉も消えた）。

病前やれたことをやる。これが非常に効率的に感じたもうひとつの理由は、やれたことの記憶を再現する過程で「やれなくなっている」ことを発見できる、即ち「高次脳リハの課題」を自ら探し出すこともできるからだ。

病前の僕は、多くのテーマを含む文章を短時間で短くまとめる仕事を普通にこなせていたし、いくつもの〆切を同じ日に設定して業務を圧縮することも得意だった。というか、それこそが誌面の尺が限られ、短いスパンで〆切が訪れる定期刊行物（雑誌）の記者仕事そのものとも言えた。だが、病後には短い文章に複数のテーマをまとめられず、時間通りに複数のタスクを終わらせたり、ふたつの仕事を同時進行させたりすることが全くできなくなってしまった。

やれた記憶のあることに挑戦し、やれなくなっていることに気付く。それはそれで十分つらい経験だが、その気付きと、なぜできないのかの理解を重ねていくことは、結果的には僕の苦しさを緩和してくれたように思う。なぜならできないことと、その理由を考えることで、同じような理由で他にもできなくなっていることの予想がつくようになる。結果、日常のあちこちで不自由に直面した際に「何でこんなことができない！」といちいちパニックに陥らずに済むからだ。そしてなにより、冷静にその理由や対策を考え、ひとつの解決策を他のやれないことに応用することにも繫がった。

となると、やはり改めて痛感せざるを得ない。僕の病前の日常生活がどちらかというと「ほとんど得意なことで占められていたこと」＝比較的ストレスフリーでノイズの少ない「戻り易い日常」であり、そこに戻ることで効率的に高次脳のリハビリをすることができたのは、僕にとってこの上ないアドバンテージだったのだ。

受容できた！

加えてもうひとつ、重要なアドバンテージが僕にはあった。

先の闘病記を刊行した後、拙著をお読み頂いたリハビリ周辺の先生たちや高次脳機能障害当事者からご感想が届くにあたって、少なからずこんな声も飛び込んで来た。

「さぞや、おつらかったでしょう。けれども、鈴木さんほど早い時期から障害を受容して自己観察し、かつ前向きに社会復帰に挑めたケースは珍しい。鈴木さんも十分に苦しかったと思うが、他の患者さんはもっと社会復帰に苦しい思いをしているかもしれない」

早期から障害を受容できたことが、僕にとって大きなアドバンテージだったという意見だったのだが、そう言われると、それはそれで微妙だ。

僕自身、リハビリと社会復帰の過程は「なんでひと思いにスッキリ死ねなかったんだろ」としばしば思うぐらいはつらかったし、もう回復はないのではないかと絶望した時期もあった。こうして闘病記などを書いていても人物取材記者として復帰できていない現状では、復職できたという実感もあまりない。

そもそも「受容」という言葉は、リハビリの現場ではあまり好ましくないものと聞いていた。例えば入院中には左手の麻痺があっても、仕事に復帰できるようにパソコンの音声入力環境を整えたと言ったら、作業療法の先生から「それはよろしくない」と強めの制止を受けたなんてこともあった。「不自由を受容してしまって使わなくなってしまえば、回復も望めない」がその理由だ。

障害を受容してしまったら回復の妨げになる。でも、受容しなければ、もっと苦しい思いをするという。ちょっとした謎掛けだ。この謎についてよくよく考えていたら、脳裏に甦ったひとつの記憶があった。

トイレの個室の中、こっそりとフルーツゼリーを食べている自分の姿だ。桃味だった。

まだ脳外科の急性期病棟にいたが点滴は外してもらった後だから、脳梗塞発症から二週間程の頃だったろう。

だがなぜ便所で桃ゼリー？　別に禁じられていた食物だったからではない。その頃の僕には半側空間無視の症状が強く出ていて、病院食のトレーの左側にある食べ物を認識できずに食べ残してしまうことがあった。そのゼリーは、まさにその食べ残しだったのだが、これを残してしまったことを看護師や家族や主治医に見られてしまえば、半側空間無視の障害が重いと判断されてしまうかもしれない。そこで僕は食事のトレーを回収しに来た看護助手さんに気付かれないようにゼリーをすかさず隠し、後に便所でご賞味というわけだ。そういえばヨーグルトでも同じことをやった記憶がある。

だがちょっとまて、受容なんか、全然できてないではないか。思い起こせば発症直後の僕には、自身の障害を認めない、または周囲に隠したというエピソードが少なからずあることに気付いた。だが先の闘病記は、自らの後遺障害を観察し、その苦しさを言語化したものだし、本書はその進化バージョン。確かに自身の障害を受容しなければそもそも観察に至らないわけだが、はてさて、では僕はどのタイミングで自分の障害を受容したのだろうか。

間違いない。あいつのせいである（おかげである）。あいつとは、「脳コワさん」命名者。我が妻である。

「何でそこまで頑張るの？」

「ようやくあたしの気持ちがわかったか」

妻がはじめにそう言ったのは、僕が脳梗塞を起こして入院したばかりのころだった。前述したように僕自身が脳梗塞後の「おかしな自分」と、それまでの取材対象者である脳コワさんとの符合を感じたのは入院直後のこと。

視線が不自由で、言葉も制御できない。病院購買のレジで店員さんの言う金額を出すことができず（作業記憶低下によって、お金を出すまでの間に金額を忘れる）、小銭を数えることもできず（小銭を数えているうちに、いくらまで数えたかを忘れる）、その状態をうまく伝えることもできず、店員さんの言葉も理解できず（口パクのパニック絶賛発動中）、完全にパニックに陥ってしまったのが気付きの原点だった。

そして、混乱のまま病室のベッドに戻った僕は、見舞いにきてくれていた妻に、呂律の回らない口で興奮気味に伝えたのだった。

僕は今までのメンタルを病んだ取材対象者たちから、「小銭が数えられなくなった」という訴えを何度も聞き取ってきたと。その説明をする自分自身の言葉も早口で一方的だけど、そんな自分自身もまたこれまで取材してきたコミュニケーションスキルの低い少女らと酷似していると。

そんな興奮気味の僕に、妻の返した言葉が「ようやくあたし（たち）の気持ちがわかったか」だったワケだ。妻との細かい馴れ初めやエピソードは、先の闘病記や我が夫婦のことを綴った拙著『されど愛しきお妻様』（講談社）に譲るが、妻は子ども時代には典型的なＬＤ（学習障害）児で、かなり激しい注意欠陥もあり、適応面に色々と問題があって二十代前半にはハードなリストカッターだったし、ここ十年来仕事に就いたこともない「困った人」だ。

とりあえずこの時点で僕は自分には高次脳機能障害があり、それによってやれなくなることが病前に取材してきた人たちや妻と共通することは認識していたことになる。けれどもそれは、単に「理解した」であって、受容（受け容れた）ではない。実際僕は、「ようやくあの人たちと妻の気持ちがわかった」などとハイテンションになる半面で、毎日毎日嫌という程に続く自分の不自由に、日々自信を失っていった。

だがそんな僕に、妻はこう言うのだ。

「大ちゃん（僕）は病気になることで劣等生になった。わたしから言わせれば、あなたは子どものころから何でもやれちゃう優等生だったんだよ。で、それで病気で劣等生になったからつらいんでしょ。でもね、優等生だったときの自分に戻りたいと思うからつらいんだよ」

いや、でも、そんな「やれなくなっちゃった」自分は嫌なんだもん。ていうか、少なくとも病前の「働ける俺」に戻らなきゃ、働かない君を養えないじゃないか！　じゃあ今後は君が僕を養うのか⁉　情緒のコントロールができなかった僕は、呂律のまわらぬ口で脱抑制フル回転で激しく妻に反論したと思う。だが妻の返事は、

「分かるけど、何でそこまで頑張るの？」だった。

「何でそこまで優等生でいなくちゃいけないの？　わたしなんかは子どものころから三十年以上劣等生でやってきた結果、優等生になりたいと思わないよ。優等生なあなたに養われてきたけど、優等生なあなたが好きなわけじゃないし、むしろそういうとこ、あんま好きくない。色々やれなくなってつらいと思うけど、やれないことはわたしが手伝うよ。何でもひとりでやろうと思うなよ。尿漏れパッドついてるくせに」

実はその時点では何故か排尿時にうまく尿を切ることができなかったので、妻にお願いして（看護師さんたちにバレないように）こっそりと尿漏れパッドをもってきてもらっていた。

そうなのだ。

やれないできない苦しい苦しい。でもまだ俺は、所詮尿漏れ男なんだ。

できないことはしょうがない

病気になり、後遺障害を抱えて生きていくということは、以前とは違う自分になって生きていかなければならないということ。そして受容に立ちはだかるのは、病前の「やれた自分」というセルフイメージと、病後の「やれなくなった自分」とのギャップだ。俺はもっとやれたはず。こんなに使えない人間じゃなかったはず。こんなに駄目な自分は自分じゃない。セルフイメージが高い者ほど、そのギャップを受容できずに苦しむことになる。

だがこれを子ども時代から脳コワさん当事者であった妻に置き換えると、そもそも「かつてのやれた自分」というセルフイメージなんてものは存在しない。子どものころから「やればできるのにやらない」と責められ、やれない自分と折り合いをつけ、折り合いがつかない苦しさにメンタルを病んでリストカッターになり、それでも生き抜いてきた。

なんということか、こんなにも身近に受容の大先輩がいたのだ。

「ねえ、何でも自分でやるっていうのは、自立じゃなくて孤立だって言うでしょ？　あなたの場合はいずれ回復するかもしれないんだから、やれないことはもっと周りに頼れよ」

できないことはしょうがない。逆にできることを緻密に真剣にやればいいし、できないことは人にやらせるという男前な女王様体質が、妻の受容のスタイルだ。周囲からすれば少々迷惑だが、生き抜く上で理にかなってはいる。

やれなくなってしまったこと探し

そんな妻のせいで（おかげで）、超抱え込み体質だった僕は、人に頼るということを初めて知ったように思う。一気に前向きに自分の障害と向き合えるようになり、「やれなくなってしまったこと探し」という自己観察モードに入ることもできた。

高次脳の回復は想像以上に時間がかかったが、仕事に戻りつつ取引先の担当さんたちにも自分の抱えた問題を告げ、理解と協力をお願いすることができた。家事についても自分がやれなくなってしまったことは片っ端から妻に頼み、ひとりでやって苦しいことはすべて妻に付き添ってもらった。

そんな中で、なによりありがたかったのは、発達面に問題を抱えて生きてきた妻が「当事者」として、僕の苦しさについて、障害の知識とか原因の考察といったことを抜きにして「体感的・本質的」に理解し、適切に支えてくれたことだろうと思う。

「あなたが苦しいって言ってるんだから、苦しいんでしょ。あたしも同じだったから分かる」

こともなげに言い切ってくれる妻に、どれほど救われたことだろう。

一日中何もなくても心がつらい、イラたんさんや夜泣き屋だいちゃん現象が僕をヘトヘトになるまで叩きのめしたのは、前述してきた通り。病前だったら取るに足らないマイナスな気分を払拭することができず、考えたくない思考に集中してしまう。さわやかな晴天の朝に起きても胸の中にパニックの種を抱えていて、そんな心がざわつく日は普段以上に喉に巨大な初恋玉が詰まっていて、苦しくて、言葉が出てこない。

そんな僕に妻は「きょうもザワチンなの?」と言うのだ。

ザワチンとはやはり妻の造語で、「イラたんさん」のようにマイナス感情に拘泥しているのではなく、もっと意味不明な不安感でずっと心の中が落ち着いていない状況を指す。架空アイドル現象にせよ初恋玉にせよ、その苦しい状態になにやら下らないネーミングをすることが、こんなにも苦しさの緩和に繋がるとは思ってもいなかった。そしてこの「下らない発想の源泉」において、妻のボキャブラリーの泉は異様に広く深く、馬鹿馬鹿しく愉快なのだ。

自分がパニックを抱えているというのは、それを考えることだけでもパニックを呼びそうな不安感だが、「ザワチン」だったら一気に症状が陳腐化された気がして、なんだかすんなり受容可能だ。しかも、そんな心のざわつく日に「実は仕事で○○な状態があってうまく対応できずに心がざわついているから○○されるとパニックになるかも」などと言うのもつらい。

そんなときに「実は本日ザワチンです」とひとこと言えばことたりるのは、僕のストレスを大きく軽減させてくれた。

そして、このようにザワチン宣言をすると、妻は僕を放置モードに入るのだ。無視するのではなく、関わらなくなる。関わらないけど、そばにいてくれる。ザワチンモードな日は、無駄にかいがいしく気を遣われることすら、どうしたら楽になるのかなどと問われるのすら、またパニックの種になる。その苦しさを理解した上で「適度に」放っておかれるのが一番楽というのを、妻はその身を以て知っていたらしい。

「受容」が人生の分岐点

なるほど理解した。これが受容の本質だ。

受容には二種類ある。

リハビリの現場などで忌避される受容は、「諦めを伴う受容」。自らの障害を認識した上で、抗《あらが》うことをやめてしまうものだ。もう一方の受容とは、障害を認識して見つめ、理解することで、周囲の環境調整に工夫を施し、障害の苦しさを和らげるものである。

僕の場合は病前から様々な脳コワさん的障害についての予備知識があり（実際に当事者になってみたら想定外の連続だったけど）、かつ脳コワさん当事者である妻の支えによって自らのできなくなったことを落胆しすぎずに前向きに受容することができた。やはりこれは高次脳機能障害の回復において、僕に与えられたアドバンテージの中でも、最大で圧倒的なものだったのだと、今になって痛感している。

なぜそこまで大げさに言い切るのか？　それは、病後同じ高次脳機能障害当事者の実態を知れば知るほど、この「受容」ができるかできないかが、病後の人生について大きなリスクを被るか回避するかの分岐であり、受容できなかった場合の問題があまりにも甚大と感じざるを得なかったからだ。

受容できないと起こること

自らの障害を受容しないことによる第一のリスクは、苦しまずに済む苦しみを抱え続けることだ。例えば障害を認めずに「俺は病前通りの自分のパフォーマンスが発揮できる！」とばかりに、なんの工夫もせずに頑張りすぎてしまえば、実際にはやれないという現実とのギャップに必要以上に苦しみ続けることになるのは目に見えている。苦しさのあまり、日常生活や社会への復帰を強く避けてしまえば、「病前にやれたことへの挑戦」という、脳コワのリハビリに最も効果的な課題・機会を失うことになってしまうだろう。

対して「あれはできなくなった。でもこれは頑張ればまたやれるかもしれない」という冷静で適切な受容ができていれば、やれる作業をやり易くし、条件を整えることでやれなかったことをやれるようにすることもできる。例えば僕の場合で一番わかり易いのは、日本人なのに日本語が聞き取れないという「ロパク現象」があり、それを自分なりに受容し、理解し考察した結果、対策として、「静かな場所で」「ゆっくり」「筋道立てて」話してもらうようお願いするといった環境調整を施すことができた。こうして環境を整えて話を聞き取るという行為が「聞き取れない障害」を持つ僕にとって、最善のリハビリとなった。

受容も理解もできないままだったら、多分僕はまだ混乱の中で苦しみ続けていただろう。

では、適切な受容ができず、無駄に苦しさの中でもがいた結果、次には何があるだろう。

第二のリスクは「二次障害」だ。

二次障害のリスクは甚大

障害とは、何か心身の機能に不自由があって、やれないことがあったり、問題に突き当たって「苦しさを感じる」ということだと僕は考えているし、これは様々な支援の現場でも言われていることだ。

たとえば僕は病後、話しづらくなったけど、その話しづらいという不自由は「誰とも話さない」ことを選べば、不自由のままで僕にとっては障害ではなかった。けれども生きていく上でそのままじゃ困るし、なにより僕は人に自分の気持ちを伝えたいと思ったから、話すことを試みて、その都度失敗した、そうすることで話しづらさは「不自由から障害になった」。

あらゆる不自由において、不自由を障害にするのは環境の調整不全。そしてその結果に現われるのが、二次障害だ。

僕自身、自分が高次脳機能障害になってみるまで、「そもそも高次脳機能障害ってなんだ?」レベルだった。だが当事者になり、自分以外の当事者の話を聞いたり、周辺にも当事者の家族がいたりして、彼らがどのような二次障害の窮地に陥っているのかを初めて知った。高次脳機能障害における二次障害の典型例は、脳梗塞後の鬱病発症、高次脳と鬱の併発だ。残酷だ。

僕自身の話しづらさも少し負荷をかけすぎた結果か、初恋玉という二次障害を生んでしまっていた。だが病後に知り合った高次脳の当事者は、もっともっと深刻な二次障害に苦しんでいるケースが多かったと思う。高次脳においては、適切な受容ができず環境調整もできず、周囲の理解もなく「変わってしまった」「使えない人になってしまった」と言われ続け、過剰なストレスを抱え続けてしまった結果、適応障害、鬱病、自殺未遂、そして自殺といった二次障害を招くケースが多いと知った。死んじゃったらもう障害でもないが、実際脳梗塞を生き抜いた者の自殺率の高さはいくつもの調査で指摘がある。それはいわゆる「見逃された発達障害の大人」が、無理解な社会生活の中で強いストレスに晒され、二次障害として精神疾患を発症してから「実は発達障害だった」とされるケースにも似ているだろう。

この二次障害のリスクは、あまりにも甚大だ。そもそも鬱や適応障害と高次脳機能障害の症状は近しいものなので、軽度の鬱なのか高次脳なのかの鑑別も難しいとは思う。だが僕は病前の取材の中で、本格的な鬱病の抱える苦しみが、僕の味わった苦しさとは比較にならぬほど凄絶なものだと知っている。

心底、鬱病はおそろしい。逃れられない心の苦しさに悶絶する日が絶え間なく「何年も」続くという生き地獄。心のみならず、全身の倦怠や、吐き気やめまいや、怪我もしていないのに日々悩まされる身体の激痛。もう痛みと苦しさから逃れるには精神薬に頼るか死んじゃうぐらいしかない。そして、それが五年や十年という長い単位で続く。

あれは、同じ脳コワさんだったとしても、苦しさの桁がまた違うのだ。二次障害としてあの段階まで落ちてしまえば、もうリハビリとか前向きなことを言っている場合ではない。何年も立ち上がれない状態が続くだろうし、それこそ自殺という結末も少なからずありうるだろう。

機能回復の機会損失、そして過大なストレスを感じ続けることによる二次障害。これが当事者、そして周囲が、脳コワさんの抱えた不自由を受容しなかった結果考えうる、最悪のケースのうちの半分だ。

加害化・対立・孤立

いま、半分と言った。まだ他があるのかよ！　と思われるかもしれないが、ここから先は僕の専門分野なので、もうすこしおつきあいいただきたい。

高次脳にかぎらず、あらゆる脳コワさんにも言えることだが、障害を受容しないことは、当事者と周辺者の両方を必要以上に「加害的」にし、対立を招く。そして結果として、当事者が孤立する。これは僕の病前の取材活動でも嫌という程に見てきた、哀しいスパイラルだ。

まず本書の読者には、脱抑制によって、どれほど大きなマイナス感情が胸に溜め込まれるかの理解は頂けていると思う。感情のサイズがうまくコントロールできないというのは、多かれ少なかれ脳コワさんに共通する症状でもある。

だが障害を受容せずこの怒りやいらだちが障害によるものだと認識せず、さらに自分がそうなっていることすら気付かずに、感情のサイズのままに行動したらどうだろう。

それは「暴言と暴力を振るう加害者」だ。

さらに本人が受容しなければ、周囲に苦しさの訴えかけもできない。自分自身で考えても、どうして自分が不自由なのかを理解するのが難しいのに、しかも脳の機能障害は目に見えずわかりづらい障害なのに、本人の訴えなしで周囲が理解するのは、さらにハードルが高い。結果、本人が言わなければわからない。そして家族や周囲の人々が当事者の不自由を知り、理解し、受容しないということは、周囲もまた加害的になるということでもある。

「どうしてできないの」

「君には失望したよ」

当事者の障害を理解せずに、投げかけられる周囲の言葉は、一層当事者の感情を逆なでし、加害化を招くだろう。

こうなったらもう、当事者と周辺者双方の加害のスパイラルが始まる。

障害を抱えた人が周辺者と傷つけ合う。発達障害の子どもを抱えた親が、配偶者を抱えた連れ合いが、鬱病になる。鬱を抱えた者の支援者が、その暴言や守られない約束に適応障害を起こす。福祉の現場で日々起こる、支援者と当事者の傷つけ合いや、共倒れ現象。介護虐待問題やキレる老人問題だって、すべては同じテーブルの上の話だろう。

残念ながら当事者は、聖人君子でも自分の感情抑制の特別トレーニングを受けてきたわけでもない。四六時中「助けなきゃ」「支えなきゃ」と思う程に、憐れみを誘う行動や見た目をしているわけでもない。

これは貧困者や強い被害経験を持つ人たち（多くは脳コワさんの仲間）についての僕のこれまでの著書でも散々主張してきたことだけど、「助けなきゃいけないひとたちが、助けたいと思えるようなひとたちだとは限らない」のだ。自身も加害的で可愛らしくない脳コワさんは、苦しんでいるにもかかわらず、一人一人支援の手が離れていき、苦しいのに誰も助けてくれない孤立者となる。

家族とも知人とも絶縁し、重い鬱に苦しみながら孤立して生きてるなんて、ある意味生活保護受給者のステレオタイプのケース。行政の扶助に引っかかっているだけまだマシで、かつては暴力や疎外の被害的立場にあったにもかかわらず、医療や行政の支援からも対立して貧困と反社会的行動の狭間を行ったり来たりしているのは、売春をはじめとするアウトローな産業のなかに生きる人の典型でもある。窃盗などの累犯で前科二桁もちみたいなオッサンたちを取材して、その人たちが脳コワさんでなかったケースはない。彼らは加害的で無茶苦茶で、でも脳コワさんで苦しくて、孤立している人たちだった。そして間違いなく、自身の障害を適切に受容できず、周囲からも受容されたことがなかった人たちだった。

これは、「遠い向こう」の話じゃない。僕自身が脳梗塞を起こしたように、誰もが高齢者になれば高次脳機能が衰えるように、加齢でも事故でも病気でもストレスでも、脳が壊れるというのは誰にでも起きうる、日常と隣り合わせのことなのだ。

人生の質

さて、受容について最後の提案だ。

障害を受容して病前の日常に戻ることが最大のリハビリと書いてきた。確かに脳損傷ベースの高次脳機能障害以外の脳コワさん（生まれつきのものをのぞく鬱やパニックやPTSDやその他諸々）も、人生の途中で、できたことができなくなる中途障害であるのは同じわけで、前述の「かつての日常生活そのものをリハビリにする」というメソッドは流用の効くものだと思う。けれども、ここまでお読み頂ければ、そのメソッドは万能ではなく、ひとつの条件があることが分かって頂けるのではないか。

その条件とは、「病前のQOL（人生の質）がある程度高い」ということだ。

僕の病前の日常生活はどちらかというと「ほとんど得意なことで占められていた」＝

比較的ストレスフリーで戻り易い日常であって、夫婦関係も安定していたが、誰もがそうとは限らない。

病前の家庭がそもそも不和で機能不全だったらどうか。

納得いかない職場で苦手な仕事をやり、理不尽な上司に耐えていたらどうか。

こうした場合「病前の日常に戻す」「やれたことの記憶が支えになる」のメソッドは、役に立たないだろう。そもそも不具合だった日常に戻すことは、本人にとって逆にリスクにしかならないし、二次障害や加害のスパイラルを生むことを加速しかねない。

ここは大きな落とし穴。脳コワ後の当事者しか知らない者が支援を試みる際には、本人にも周辺者にも、とにかく詳細に病前の情報を聴取することが鉄則。その結果、病前のQOLが低い当事者には無理に病前の日常に戻すことを強いず、かつて最も本人が「成功体験を感じていた日常」を共に探し、戻す手伝いができたら理想なのではないかと思う。果てしなく難しいことを言っているのはわかるが、脳コワさんの回復を支援する上では、どうしても無視できない重要なポイントだ。

環境調整＝「つらくならない」方法

さて、ここからは一転、脳コワさんたちが自分の不自由を受容した後の環境調整、つまり「つらくならない」方法について、僕自身のケースや、僕以外の脳コワさんの不自由と対比させながら追っていこう。

どのようなシーンで不自由が起きたか。その理由は何だったか。どのように対策（調整）したか。そして、周囲にどのようにしてほしかったのか。

あくまで僕自身と僕の知るケースに過ぎないが、多くの脳コワさんにとっては「それあるある！」だろうし、健常者にとっては「そんなことがなんでできない!?」と思われるかもしれない。いずれにせよ、当事者と伴走者の双方にとって、ヒントになる経験かとは思う。

いきなり周辺者や支援者ではなく「伴走者」と書いたが、これは脳コワさんは何をするにしてもゆっくりで、その回復も遅いから。単に支えるではなく、同じ速度で横を歩いていてほしいという僕自身の願いを、「伴走」の文字に込めたい。

第六章　脳コワさん伴走者ガイド

福祉の対象なのかを鑑別

まずのっけから腰砕けだが、脳コワさんの伴走支援には、家族や友人や職場仲間といった周辺者ではちょっと限界！　というケースもある。つまり「重い脳コワさん」。こうしたケースで、無理に周辺者が伴走したいと試みることは、ヘタをすると当事者にも周辺者にも不幸を招きかねない。ということで、こうした場合は、まずは医療と協力して精神障害者保健福祉手帳を取得し、それをベースにその後の支援を考えるべきだろう。

例えば高次脳の場合、病識欠如があったり、著しく知的なスペックが下がっていて、自身の障害を頑なに認めようとしない（理解できない）ケース。さらにそもそも社会生活が極端に困難なケースとして、自分が誰だかよくわからなかったり、自分のいる場所が全く分からないような「失見当識《しっけんとうしき》」。今やったことを片っ端から忘れていくような

「明確な記憶障害」。また「発動性」が著しく失われて、リハビリも何もかも自分からしないような状態。全く話せなかったり言葉の意味がわからなくなる「失語」。激しい金銭の浪費や、暴力を伴うほどの脱抑制に、全く嘘の話を無意識に作り上げてしまう「作話」など、明らかに社会的にトラブルを招くような障害。

このようなケースでは、周辺者の伴走と言ってもあまりに困難だ。何を当たり前のことを⁉　と思われるかもしれないが、当事者になってわかったのは、脳コワさんの苦しさは想像以上に、周囲にも、医療関係者にすらも理解されにくいということ。「前述のような明確な症状があればそもそも障害を鑑別されて福祉手帳の取得に至っているか」と思いきや、残念ながらそういうわけでもない。

たとえば脳梗塞後の入院加療については、まず「家庭復帰」レベルの身体機能回復が退院の目安であり、そこそこ明快に障害がわかるケースであっても、自立生活（食事や用便など）が可能と判断された段階で退院ということも少なくない。だが、負荷の高い日常生活に戻ってから、障害が露呈するケースも多いことは、僕自身のケースも含めて本書でも指摘しているとおりだ。

問題は、ここには「病棟内で自立生活ができる」と「家庭復帰」「社会復帰」の難易度の違いがすっぽり抜け落ちているということだ。高次脳機能障害の場合、なんとか自立生活できるようになって退院したはいいが、家族生活や職場生活への復帰ができずにトラブルを重ね、最終的に家庭崩壊や失職に至り、極度の貧困状態や二次障害としての重い鬱病などに陥り、もう本当に生きるか死ぬか状態に至ってから、ようやく精神科医療や生活保護という支援に繋がる。そんな残酷なケースも少なからずあるようなのだ。

僕自身、入院生活のあまりの不自由さと閉塞感から、自立生活可能と自分で判断した時点で退院を希望し、担当医はあっさりOK。退院後に大変な思いをした。けれどもその際、医療関係者から「退院は早い」のひと言は一度もなかったし「退院してからつらい思いをすることがあるかもしれません」の言葉すら、僕にも家族にもなかった。

実際、僕は福祉の対象になるほど重い障害ではなかったと思うが、それだって日常に戻れたのはいくつもの幸運の積み重ねの結果でしかない。明らかに僕の抱えた不自由は医療現場で見逃されたと思う。

前述したように、入院中のリハビリの中では、確かに空間認識や認知能力などについてのテストが毎日のようにあった。その結果、僕は「福祉の対象ではない」と鑑別されたのだとは思うけれども、テストができたのはあくまで静かな個室の中。退院して多くの情報と刺激が渦巻く日常社会に戻ってみたら、あまりにも簡単なことで失敗し続ける、使い物にならないポンコツの僕がいた。

本当に、あのテストに何の意味があったのだろうと、脱抑制が緩和した今になっても少々苛立たしい。

けれど恐らくそれは、脳コワさん全体にも言えることだと思う。障害そのものを見逃されがちな脳コワさん。まず当事者が家族や友人、知人や同僚のレベルで伴走が可能なのかを見きわめ、そうでないなら障害者としてきちんと福祉サービスを受けられるような手配をするというのは、周囲も当事者も不幸にならないための第一歩と思う。その鑑別は真剣にやってほしい。これは脳コワさんに携わる医療従事者にも当事者の家族などにも、強くお願いしたいところだ。

もちろんここで福祉サービスといっても、受けられるものの質は地域によってばらばらだし、多くの場合全く不十分。そして脳コワさんの障害認定は「精神障害者認定」となるが、その言葉に対する差別感や当事者の受容はなかなかハードルが高い。本音を言えば脳コワさん全体において「高次脳機能不全」といった包括支援の枠組みや言葉がほしいが、その話はまた別の話になるので、ここでは割愛する。

復帰の前に休ませる

聞いてますか〜〜？

聞いているんです。

脳コワさんの外見的な特徴として「ぼんやりしているように見える時がある」という共通点があると思う。そしてその時の当事者認識の共通点は「周囲の世界のスピードが速くて自分だけが遅い。周りについていけない」だ。これは脳の情報処理速度低下によるものだと思うが、困るのは本来なら通常より処理速度を上げるべき「緊張するシーン」や「ピンチ」の状態で、逆にその速度が下がってしまうこと。

こうした症状もまた、取材活動で会ってきた多くの脳コワさんには本当に普遍的なものだった。健常者からすると、例えば当事者が何かミスをやらかしたとして、「どうしてそうなっちゃったの？」と問いつめているのに、目の前でぼんやり黙られてるという感じがあると思う。

「何で同じミス何回もするの？　ぼけっとしてないで答えなさいよ」

いや、この時、脳コワさんの頭の中はぼんやりどころかフル回転だ。フル回転で頑張っているにもかかわらず、焦れば焦る程思考速度はどんどん遅くなり、対峙している相手はどんどん焦《じ》れ出す。もうパニックが始まって、相手が何を言っているのか一層理解できなくなるし、話もできなくなる。そしてさらにミスを重ねる。

これは何も相手に問いつめられているシーンだけではなく、普段より緊張する「受付」「申し込み」といった窓口での手続き作業などでも同様だ。きちんと申し込みを完了させるには、こちらの事情をうまく説明して相手にわかってもらう必要がある。そういうシーンで脳コワさんは、むしろ思考速度の低下を招いてしまうのだ。

こんな事例もまた、僕の取材してきた脳コワさんに普遍的なものだった。貧困と混乱の中にある人たちが、かろうじて繋がっている仕事の現場でミスを重ね、追いつめられて一層症状を重くしたり、今すぐにでもやるべき債務関連の手続きや生活保護などの支援の手続きを自力でやることができず、どんどん追い込まれていくのは、もう嫌という程に見てきた光景だった。

もちろん病前の僕はまさか彼らの中でそんな混乱があるとは思わなかった。やるべき手続きを書き出して整理するなどの手伝いをすることはあっても、あくまで「記者と取材対象者」の距離感もあるから、それ以上踏み込んで支援したケースは少ない。

ちなみに脳梗塞ベースの高次脳（僕）の場合、発症直後には何をしてもすぐに疲れてしまい猛烈な眠さに襲われたり、文書など数行読んだだけで視点が定まらなくなってしまう「易疲労《いひろう》」の症状や、読んでいる文書の一行前の内容が分からなかったりするような強い作業記憶の低下もあった。だがこれもまた、僕が接してきた脳コワさん、殊に鬱病と、暴力被害や極度の貧困など大きなストレス環境下で、精神・神経的疲労を重ねてきたPTSD系の取材対象者に共通するものだったと思う。

なお、この脳の情報処理速度の低下については、注意障害によって思考があちこちに分散してしまうのが理由という解釈もある。だが僕が最も腑に落ちた解釈は、高次脳機能障害についての研究者が書いた書籍の中で、「高次脳機能に問題がある者は、本来脳が情報伝達をする際にA↓Bという流れで神経伝達をする作業についてA↓G↓F↓Bといったように全く関係ない部分の脳神経細胞を伝達が『迂回』する」という観察だ。なるほど、これなら五感で感じるあらゆる情報処理に時間がかかった僕の当事者認識とも符合すると納得ができた。

では改めて、この状態で当事者に必要なのは、果たしてどんな支援だろう？　ひとつ言えるのは、この段階では支援云々以前に一般的な社会生活に戻るのが「そもそも早い」ということだ。

しゃきっとして！　ちゃんと目を覚まして！　しっかりして！　あらゆることを言われても、当事者的には「まだ無理っす」以外に言いようがない。

これまでの記者活動の中でもずっと感じてきたことだが、例えば精神疾患を抱えて貧困の中にある人が、自力で生活保護の申請をするケース。実は自力でやり切ったケースをほとんど見たことがない。だが、僕自身が当事者になって改めて痛感したのは、当事者本人が申請作業を完遂するだけでも、とんでもない離れ業だということ。また、高齢や重い障害を抱えているケース以外の生活保護者には、求職の努力が義務づけられるが、前述の脳コワ状態でそれをするのもまた、拷問に他ならない。

この段階の当事者に必要なのはただひとつ、「休ませる」しかない。このレベルから仕事をしようだとか社会復帰しようだとか将来を考えようだとかは、時期尚早に過ぎると思うのだ。前記したように実際に脳梗塞ベースの高次脳のケースでは、この状態でも「自立可能」として退院できてしまうことが多いが、ここは「自立以上・社会復帰未満」として、余分なストレスをかけずに可能な限り休息の時間とすべきだと思うし、この段階の生活を支える扶助の制度がないことは、大きな見落としだ。

もちろん伴走者からすれば、どの程度の意識レベル・集中力が維持できるようになれば社会復帰にチャレンジできるのかの基準が解りづらいし、経済的にいつまで休職できるのかという問題もあるだろう。だがここで解っていただきたいのは、たとえぼんやりしているように見える脳コワさんでも、自身の置かれた状況について一番焦っているのは脳コワさん本人で、仕事や社会に復帰できない不安そのものが当事者にとっては大きなストレスになっているということ。

特に僕と同じような若年性脳梗塞や「過労鬱」の当事者には「ワーカホリックで独りで何でも抱え込む癖があり、ペース配分が苦手で無駄に頑張りすぎる」という特徴があるから、当事者自身が「いつまで休んでんだ」と、日々心の中で無駄な叱咤激励を重ねていることも大いにありうる。

なので伴走者は、時には脳コワさんが無理をして社会復帰に飛び出してしまわないように抑える役に回り、休息の手助けをしてあげてほしい。

かけてほしい言葉は「今は休んだ方がいいよ。急ぐとむしろ遠回り（二次障害を起こして余計復帰に時間がかかる）だよ」だろうか。

「となりにいてくれるだけ」も支援

もちろん当事者がいくらスローモーになっても世の中は変わらぬスピードで回り続けるから、急ぎの手続きごとや交渉といったことも現われてくるだろう。そんなケースで大事なのは一見してとても簡単そうなことをするにも「介助が有り難い」ということだと思う。僕の場合は、妻という伴走者がいたが、彼女は発達障害当事者でそもそも手続きごとなどを非常に苦手としていたため、彼女にそうした作業を丸投げするのではなく、僕とともに作業する介助者になってもらった。会いづらい人に会う時、説明しづらいことを説明しにいく時、多発するミスで謝罪を述べにいく時、様々なシーンで僕は妻に同行してもらい、うまく説明できないことは妻に代弁してもらったし、相手の言葉をさえぎることのできない僕に代わって妻がそれをしてくれ、そのスキに自分の伝えたいことを話したりもした。妻にも僕にも説明が難しいことでは、文書も交える。

これが不思議なもので、妻に丸投げすることはできなくても、ひとりでは絶対ムリと思えることも、妻が隣にいるだけでやれるようになるのだった。多くの人にとって、パーソナルな手続きごとを丸々人に投げるのは難しいケースが多いと思うから、この「自分でやる。けど、ただ一緒についてきてもらい、必要なときだけ介助してもらう」は、涙がでるほど助かる距離感だとも思う。

それこそ、社会福祉事務所や病院に「手続き同行員（代行員ではなく）」という職種を配して、脳コワさん全般が医療保険や介護保険適用の上でそれを利用できるようになれば理想的だが、まあそんなサービスを切望する程に、脳コワさんはひとりでやれないことが増える。

コミュニケーションしよう！

家庭への復帰にも社会復帰にも、まずは自分以外の他者とのコミュニケーションが必要だが、このコミュニケーションが困難で不自然になってしまうのは、脳コワさんの最もつらいところだろう。

そこで伴走者たちにまず第一に理解していただきたいのは、脳コワさん当事者がどれほど以前と変わってしまったように見えても、不審者みたいに見えても、表情や挙動が不自然に見えても、その中身のパーソナリティが別の誰かの人格に入れ替わってしまったわけではないということ。さらに、変わってしまったように見えれば見えるだけ、その当事者は病前の自分とのギャップに苦しんでいるということだ。

脳コワさんは脳コワさんになることで、そうなる前とは感情や思考の表出のしかたが変わってしまっているだけ。だからできれば従前と同じように、話しかけてほしい。人の話を聞き取り返答するという作業は非常に高度でストレスも伴うが、願ってもないリハビリの課題であるからだ。

が、ここでいくつかのお願い事がある。

脳コワさん、病前と同じように話しかけてくれるのはありがたいのだが、病前と同じ話し方には対応できないし、病前と同じ返答もできません。

まず病前よりも「早口の対話が得意」になる人は皆無だから、ゆっくり話していただくのが大前提。

苦手な会話は他にもあって、たとえば、主語がすっぽ抜けている会話では、その主語が何かの推考をしている間に会話が進んでパニックになる。また、話す側の頭の中で言いたいことが整理できないまま発話するのもNGだ。

健常者同士のコミュニケーションであれば、一方が自分の話したいことが整理できずに話し始めても、会話の掛け合いの中でお互いに情報を整理し合い、何が話したいのかを発見していくこともできる。ところが脳コワさんは、相手の散漫な発話の内容を、いちいち「どういうことだろう」と推考してしまい、しかもそれに時間がかかるものだから、結果としてやはりパニックに陥ってしまうのだ。

となれば応用で、対話の相手が「自分で話しながら、その話した内容から連想されることをどんどん話していく」というケースも苦手であることが分かると思う。健常者なら「話題が逸れているよ」とか「結局何が言いたいのかわからないよ」と突っ込めるが、脳コワさんはそうした話を聞いているだけで「この話の要旨はどこだろう」と探し続け、必死に聞けば聞くほどパニックに突入してしまう。

前置きのない話題変更も同様で、脳コワさんは「今までの話とこの話の関連性は？なぜ今このタイミングでこの話題？」と考えているうちに、パニック突入だ。

最後に「唐突に意見を求められる」ことも。これは僕に限定されたものかもしれないが、相手にとって一番良い言葉を返してあげたいと思う気持ちが強すぎる僕は、相手が話した後に意見を求められると、かなりの確率でパニックに陥った。言ったあとになって、そのアドバイスが相手にとって正しくなかったのではと思い悩んで、ザワチンさんな苦しみを感じ続けたりもした。

あれしてもパニック、これしてもパニック。めんどくせえな！　と言わないでほしい。

いちばんめんどくせえのは脳コワさん本人だ。ああめんどくせー！

だがここまでくれば、脳コワさんが苦手としない会話は必然的に見えてくるだろう。それは、ずばり「具体的」で「理路整然」に尽きる。

会話のペースをゆっくりにすることが大前提だが、加えて一度の会話に含まれる情報を減らしてシンプルにし、話をする側も何を話したいのか、自分の中できちんと整理してから話してもらえると、脳コワさんとしては非常に助かるのだ。

なお、話題がそもそも暗かったり、話しているうちに当事者を責める内容につながるようなもの（例えばいつから働くの？　みたいな）は避けてほしいのは言うまでもない。はたしてそれは「会話だろうか」と思われるかもしれない。病前のように楽しい会話の掛け合いとは程遠い、単に「報告」「意思伝達」に近いものになるかもしれない。けれども、そんな味気ない会話であったとしても、脳コワさんの側から話しかけることは難しい。なので、とにかく話しかけてほしいのだ。コミュニケーションに参加するのを諦めないことは、脳コワさんにとって大きなリハビリに繋がる。そして諦めた先に回復はない。

ちなみに僕の場合は、会話よりも文書のやり取りの方が楽だったが、メールなどの文書に頼ったことは、リハビリ面において「あまり良くない受容」だったと少し反省している。人によっては電話の方が楽だとか数人での会話が楽だとか（僕は三人での会話が特別に楽だった）というケースもあるかもしれないので、そこは負荷をかけすぎない範囲で、脳コワさん本人と伴走者の間で調整してほしい。

情報を減らす

繰り返すが、脳コワさんは基本的に脳の情報処理能力が落ちているため、一度で処理できる情報が限られている。感覚過敏の傾向もあるし、集中力が下がっていたり、注意障害の結果として、集中すべきではないものに注意がロックしてしまったりする。余計なところに注意が持っていかれると、やっていた作業を忘れる作業記憶の低下も強くでがちだ。

そこで伴走者には「脳にとって、あらゆる刺激が情報だ」ということを、改めて考えていただきたい。

音も光も匂いも、温度も湿度も触覚も、エアコンの風も歩く人の振動も、五感で感じられるあらゆる刺激は脳にとって情報であり、脳コワさんはそうした情報が少しでも多いと、容易に破綻してしまう。集中すべき作業に集中できなかったり、パニックを起こして何の作業もできなくなったり、人の話が全然耳に入らなかったりということになる。だが、そうした環境でできなくなったことは、脳コワさんにとって本当にできなくなったことだろうか？　断じて言うが、そうではない。

ここで「こんなこともできなくなったのか」ではなく「そうした情報の多い環境ではできなくても、環境を整えればできるかもしれない」と、常に工夫を考えることこそ、伴走者に最もお願いしたいことだ。

例えばデスクワークに集中するときにベストの環境は、エアコンが効いて、だれも出入りしない、窓のない密室、適度な照明の下ということになるし、それが無理ならせめて壁に向かうかパーテーションで仕切られた環境で、耳栓、サングラスぐらいはしたいところ。これは発達障害者の就労環境調整などでは基本中の基本らしいが、これもまた脳コワさん全体に使える普遍的テクニックだと思う。

ちなみにこれは高次脳当事者の職場復帰支援の現場から聞いた声だが、高次脳を持つ者を職場に迎え入れるとき、壁に向かって仕事をさせるのは「のけ者として疎外しているようで申し訳ない」という意見があるという。とんでもない！　いいんです。僕ら壁に向かいたいんです。穴があったら穴でいい。むしろスコップを貸せ！　穴掘って中でバリバリ仕事してやるから！　これが脳コワさんの本音。

予定通りでお願いします！

さて、病後の僕が自分を俯瞰して、最も「こいつ使えない奴になっちゃったなあ」と落ち込んだのが、「突発事態に弱い」こと。言い換えれば「心の準備ができていないことに一切対応できない」だった。もっと言えば「臨機応変さがゼロ」である。

例えば入院中の僕がたびたび苦しい思いをしたのが、一日に三回あるリハビリの開始時間が当日になっても決まっていなかったり、一度決まった予定が変更されることだった。別に入院生活が分刻みのスケジュールで決まっているわけじゃないし、入院生活においてリハビリで身体を動かすことは最大の喜びだったから、いつ来ても大歓迎なはずだった。が、脳コワさんな僕は、リハビリの時間を見越したうえで見舞いに来る友人に予定を伝えたり、妻と病院の敷地内を散歩する時間がかぶらないように設定・手配するだけでも、いっぱいいっぱい。そうしてせっかく決まった予定が崩れると、そこからどう予定を組み替えればよいのか、誰にどの順番で連絡を入れればいいのかも分からず、猛烈な苛立ちを感じて、もう何もかもが手につかなくなってしまうのであった。

と、こんなシーンならまだ良いが、仕事に復帰するようになって、その苦しさは別の形で現れるようになった。突然の電話で「○○の仕事、今週中にお願いできますか」の依頼や、ひとつの仕事の作業中に「少しこのように変えてもらえますか」の指示に、いちいち僕は猛烈な苛立ちとパニックの発作を起こし、今やれていた作業すらやれなくなってヒーヒー言うハメになってしまったのだった。会話の途中で「全く返答に用意ができていなかった質問」などをされてもパニック。まして「いきなり」が大前提である電話着信対応は高確率でパニック。なんなら、後ろから声をかけられるだけでもパニック。

実に様々な脳機能のアンバランスが起こしたことなのだと思う。突然のことに対する「驚き」も脱抑制で大きい。「作業に集中しすぎると止まらなくなる」という傾向は、注意障害の凝視か。ふたつの作業を同時並行的に行えないのは、そもそも脳の処理速度が遅いに加えて作業記憶の低下も遂行機能障害もあるが、なにより僕の場合は一度集中モードに入った作業を中断させられることに対しての「苛立ちの脱抑制」が一番強かったように感じる。

せっかく仕事に集中できていたのに、電話の着信音で、別の仕事の発注で、いまもう少しで終わりそうだった仕事の訂正依頼で、作業を中断される。それは僕にとって、順調に気持ちよく走っているときに、冷水ぶっかけられて殴られて走るのを無理やり止めさせられるほどのショックに感じた。そして、その後の仕事の仕上がりにも大きな影響が出た。

たぶん僕の反応を外から見たら、それはまるでおもちゃを取り上げられて遊びを中断させられた子どもが起こす癇癪そのものだったし、実際脳内の反応はそれと等しかったのだと思う。けれど、実際にやるべき仕事があり、その〆切が近づいている状態で、こうしたパニックを起こさせる指示はリアルに「威力業務妨害」だ。

ということで仕事に戻っていくにあたって、自分の障害を受容しまくっていた僕は、さすがに理不尽だと思いながらも、取引先の方の仕事のあり方を全面的に調整してもらった。

例えば病後最も早く復帰した仕事である漫画連載の原作仕事では、担当氏に「十日前には鈴木を予約してほしい。いきなり明日明後日が〆切ですという仕事には対応できません」と告げた。一般企業なら当たり前なのかもしれないが。これが出版では、しかも漫画原作の仕事では、絶対あり得ないオファーだ。

そもそも漫画原作の仕事では、物語をよりよく展開するための方針変更やディテールの描写変更や追加の資料提出など、常に予定が流動しがちで当たり前。さらに漫画家が原作をミスリードして作品を劣化させないために、原作シナリオが漫画家の手に渡ってからも、ネーム（下書き）の確認や作画のディテールチェックといった作業が入ってくる。そしてその漫画家の作業の仕上がりは〆切に追われる中で常にギリギリで何時に出しますと言って出してくることはほとんどなく、担当編集者は不眠不休でネームや原稿の上がりに備えているのだ。

そんな中で、担当氏は半泣きになり、ご自身も心身を半ば壊しながら、この無茶苦茶な要求を受け入れてくれ、僕に伴走して共に作品と戦ってくれた。言うまでもなく、この毎週の原作作業やそのための打ち合わせに戻れたことは、病後の僕にとって最大の負担で、最大のリハビリで、回復の大きな糧となったと思う。

さらに僕は、再発予防も含めて仕事の総量を減らし、取引先各位には自分で設定した業務時間（午後六時まで）以外の発注には対応しませんという宣言までした。また、自己観察の結果、予告無しにかかってきた電話で特にパニックを起こすことが多いと判断してからは、仕事の連絡のやりとりをメールやＬＩＮＥ中心に移行し、ついには「携帯電話の着信には対応しません」宣言に至る。

正直、企業にお勤めの場合だとこれほどの融通は利かないのではないかと思う。だが、突発事態に対応できないだけで、こうして取引先が調整に協力して下さった結果、僕は病前の業務の多くを継続することができた。逆に、もしこうした調整ができなかったら、僕は一つの仕事もやりとげていなかったと思う。

こうした僕自身の経験から、多くの脳コワさんの伴走者の方針も見えてくると思う。まず様々な職種の中でも、接客をはじめとする対面サービス業や営業職、電話の受付業務、クレーム対応等問題対処部門等々。こうした突発事態への対応そのものが日常業務という職場では、理想はズバリ部署替えだろう。もちろんそれが難しいとしても、同じ営業職なら開拓済み顧客への社内での継続対応や、先方の要求が場面ごとに大きく変化しないケースを担当させるなど、部署内での調整に努力の余地はあると思う。また、仕事の現場単体の環境でも、部署員が全員のスケジュールをあらかじめ早めに共有して、できる限り突発的な予定変更がないようにすることはできると思う。

しかしこれ、よくよく考えれば、こうした調整ができていない職場は、そもそも効率的に業務が行われていない「駄目な職場」ってことではないだろうか？

例えば小さな営業部でありがちな駄目ケースは、飛び込み開拓ができる営業部員にルート営業の対応まで抱え込ませているケース。これは分業と適材適所ができていない部署の典型で、開拓できる営業員は開拓専門で動かし、ルートはルート、単なるメッセンジャー業務は専属人員を用意することで、たとえ営業部の人員数が増えても売り上げが拡大するなんていうのは、業務改善の基本中の基本だ。

スケジュールの共有はチームワークの基本だが、誰かが自分のスケジュールをチームに共有するのが少し遅れるだけで、全体のスケジュールがガタガタになり、人や物がダブったり欠乏したり、作る商品の質やサービスが下がるというのも、よくある話。特にこれは部署の職長クラスが共有業務を怠って部下たちがグダグダになるという、駄目上司話の典型じゃないかと思う。

あれ、もしかしたら脳コワさんが職場内にいるということは、その他の職員にとっても職場の環境改善のチャンスなのでは？　などと思ってくれたら有り難い。でも実際そうなのだ、たぶん。

やれることの鑑別

伴走者が職場のひとなら、そろそろうんざりしてきたかもしれないが、もう少しおつきあい頂きたい。僕自身脳コワさんになってみて、第三者的に僕自身を見て一言でそれを表すならやっぱり「使えない奴になった」だったと思う。

そこにいては邪魔なところにぼんやり立っている。人に言われないとやらない（やることに気付かない、思いつかない）。同じことを二度も三度も言わせる。

確かに人は脳コワさんになることで、それまでやれていたことがやれなくなり、やれることが極めて限定的になっている。だがここで脳コワさんをもし支援してくれるのであれば、伴走者に知ってほしいのは「何もさせない」も「やれないことを無理にやらせる」も、どちらもが脳コワさんにとって大きなデメリットとなるということだ。

壊れた脳の回復とは、骨折の回復と若干似たところがある。骨折は、骨が癒着するまでの間に過剰な負荷をかけてしまえば再び折れてしまうが、全く負荷をかけないと癒着までの時間が余計にかかると言われている。つまり理想的な回復には「適切な負荷」が必要ということになるが、脳の障害にも同じことが言えるのだ。

そこで伴走者にまずやってほしいことは、脳コワさん当事者と共に、タスクを「普通にやれること・頑張れば（環境調整すれば）やれること・頑張ってもやれないこと」の三つに鑑別すること。そして、頑張ってもやれないことを無理にやらせて失敗体験をさせる（再骨折する）のを避けたうえで、やれるタスクに積極的に取り組ませてほしいということだ。

もちろん「でもやれないタスクが多すぎじゃない？」という声もあるだろう。そこで、ひとつヒントを提示したい。そのやれないタスクとは、「分解すると複数のやれるタスクの集合体」ではないですか？

例えばあなたが上司として脳コワさんになってしまった部下に、「お得意さんのA社に案件Xの見積もり投げといて」とお願いして、脳コワ部下がパニックもしくは思考停止してしまったとする。

言葉でいえば単に「見積もり投げといて」。だが、実はこのざっくりした指示には、こんないくつものタスクが隠れている可能性がある。

1・案件Xの資料を集めて

2・複数の外注業者にそれぞれ振り分けをきめて

3・外注業者の見積もりを集め
4・見積もりを揃えて自社内の別部署の決裁を仰いで
5・元請けのA社に正式な見積もりを提出する

病前には「見積もり宜しく」で「了解っす！」で当たり前のように作業に入れた脳コワ部下は、なぜやれないのかもわからずパニックのなかで右往左往し、落ち込む。けれども多くの場合、脳コワになった彼にも、1~5の全ての業務を「ひとつずつ」こなすことは可能なのだ。そこで少々面倒かもしれないが、上司はまず「A社の案件Xの資料集めて」と指示。資料を持って来たら「もらってきた資料をもとに、関連会社の見積もり取って」と指示。「予算でたら本社の決裁仰いで」「確定見積もりが出せたら、A社にファクス送って」「担当者にメールして会合のアポイント」。このように作業を細かく分断し、ひとつ終わるごとに指示を出せば、この見積もり業務は脳コワさんの「やれるタスク」になる可能性が高い。

「そもそもその段取り考えるのが仕事だろう?」

ええごもっともです。実際それが仕事だし、病前の僕はそれができたし、同じことを言っていたと思う。けれども、それができなくなるのが、脳が壊れるってことなんです。

確かに逐一指示を出すのは面倒くさいかもしれないが、上司さん、そのタスク全部をご自身で抱え込むよりは、楽だし合理的だと思いますよ。「自分でやった方が早い」と思って仕事を抱え込むタイプの上司さんは、早晩脳卒中でも起こして脳コワさん仲間になるかもしれません。でもそうなる前に、脳コワさんにとってはその小さなタスクすべてがリハビリになりますから、そうしたタスクを繰り返すうちに再び使える部下になってくれるかもしれませんよ。案外彼もあなたも以前より「使える」ようになっているかも⁉

人材を生かすも殺すも上司次第というのは昔から言われていることだが、脳コワさんを使いこなせない上司は、もしかしたら指示が粗くて投げっぱなしの典型的ダメ上司なのかもしれない。というか、たぶんまちがいなくそうだ。

あと最後にひとつお願いしたいのは、脳コワさんの多くは忘れっぽくケアレスミスも多いので、確認業務やリマインド業務を、上司や同僚が率先して行ってほしいということだ。「またミスがあるじゃないか！」と日々怒るのではなく、ミスの確認もまた「指示」してほしい。

結論付けよう。脳コワさんがうまく働けない現場とは、ダメ企業とダメ上司であることを疑った方がいい。自戒を込めて書くが、僕がこの考えに至ったのは、自身が脳コワさんになった結果「あまり家事をやらない発達障害当事者の妻にどうやって家事を頼むか」の中で編み出したもの。

病前の僕はざっくりした指示を妻に投げ、それをやれない妻を使えないと断定していた。だが、自らが脳コワになり、「できない僕でもできるように」細かく作業を分解して指示を出すようになると、妻はどんどん家事をやるようになり、どんどん進化し、挙げ句の果てに「ざっくりした指示」でも作業をやれるようになった。別人のようである。

僕もまた、家庭の中での超ダメ上司だったということになる。反省!

伴走者の基本姿勢は肯定

伴走ガイドの最後は、伴走者に心掛けてほしい、「姿勢」についてのお願いだ。三つある。

まず第一に、当事者の脳コワさんが「つらいです」と言ったことは、そのつらさを全面肯定してあげてほしい。この障害は外から見てその苦しさや不自由感が分かりづらい。

けれどもその苦しさは、出血を伴う外傷などと同様で、当事者にとっては堪え難いものがある。なので、まずはその「つらい」を肯定すること。間違ってもこんな言葉は投げかけないでほしい。

「みんなそんなものだよ」

「つらいのは君だけじゃないよ」

「それは病気なの？」

「その程度の障害でよかったね」

「いつまでも病気に甘えないで頑張ろうよ！」

「なんでも障害のせいにするな」

これらの言葉は、どれもが脳コワさんにとってこれ以上ないほどに残酷な、全否定と拒絶と攻撃の言葉だ。なにしろ、使えなくなった自分に一番失望しているのは本人。そんな言葉を一回でも投げかけられれば、「この人にはわかってもらえない、この人は自分を傷つける」と思ってしまい、その後はずっと正常なコミュニケーションが取れなくなる。

ふたつ目のお願い。ここまで脳コワさんに「やれる仕事」を「やれる環境」で与えてほしいと書いてきたが、そのやれるかやれないかの評価は「逐次評価し更新」してほしい。回復するタイプの脳コワさんにとって、日常復帰や社会復帰で適度な刺激を受けることが、最大のリハビリ。その機能は徐々に回復していくので、昨日できなかったことが今日、先週できなかったことが、先月できなかったことが、今週今月できるようになっているかもしれない。僕も病後、同じような脳梗塞ベースの高次脳機能障害当事者が、「七年経って、できなかったことができるようになったというエピソードもある」と聞いたときは、嬉しくて涙が出た。

なので伴走者は、やれることをやらせ（＝失敗体験を積ませずに現場復帰）つつ、常時「できなくなっていたことが、できるようになっていないか」を観察し、回復の効果測定をし、やれることが増えたと確認したら徐々にその負荷を上げていってほしいと思うのだ。

そして三つ目、最後のお願い。それは、家庭でも職場でも、属する集団の中で脳コワさんを支援する「味方」をひとり置いてほしいということ。たくさんではなく、ひとりだ。そして、その人があなたにとって大事な人なら、あなたがそのひとりになっていただきたい。

脳コワさんの多くは自身の苦しさや障害を上手に他者に伝えることができない。というか、伝えられないから脳コワでもある。そして、属する集団に、その自らの苦しさを周囲に翻訳し、やれることをやれると伝え、やれないことをやらせないでとガードしてくれる味方がひとりいてくれることが、何よりも有り難い。

むしろ従業員の多い企業や団体には、脳コワさん担当員を置くことや、その研修を義務化してほしいなどと思うが、どうだろう。前著にも書いたが、脳コワさんにとって「孤立」とは、生命に関わるほど切実でリアルなリスクだ。もしかすると、脳コワさん支援には、日本の自殺率だとか労働力問題だとか、そんなものを根幹から改善させるヒントが隠されているかもしれない。

それにしてもいやはや、話膨らますなあ俺。

医療の支援と断絶した僕

さて、脳コワさんの支援について、僕自身が感じてきたことや、お願いしたいことは以上だ。伴走ガイドもいよいよラスト、また少し硬く重い話に戻る。

最後のテーマは、伴走者は誰か？

伴走者周辺者支援者などとあいまいに書いてきたが、そもそも「誰がそれを担うのか」ということだ。それは家族なのか医療なのか地域の障害者福祉行政なのか？

僕自身はそもそも「医療や地域の支援者」には繋がらなかったというか、ほぼ断絶したケースだったと思う。このことは、僕に怒りの脱抑制があったことと、病前の僕のパーソナリティが大きく関係している。

ここでちょっと言いわけ。僕は元々記者業の中で医療過誤問題なども取材してきたし、医療が万能だとも医者が全知の存在とも思って来なかった。むしろ脳コワさんな取材対象者と触れ合う中で、特に日本の精神科医療については大きな不信を抱いてきた経緯がある。

心を病んでいる者は、心に大けがを負って苦しみ続けている者だ。だが精神科医療のほとんどは、その苦しんでいる者に「痛み止め」としての抗鬱剤や抗不安薬や睡眠関係の処方薬を出すだけで、その「怪我そのものの治療」や「怪我をさせ続けている原因へのケア」をしているようには思えなかった。脳コワさんの当事者はそんな精神科医療にはとっくに見切りをつけて、精神科は「鎮痛剤を出す薬局」ぐらいのポジションで付き合っている者がほとんどだったと思う。唯一積極的に「怪我の治療」に踏み出しているのが、前章で少し触れた認知行動療法だと思うが、僕が取材した対象者の中でそこに辿り着けている人はほぼいなかった。

これは僕が見てきた一部のケースだろうか？　絶対そうではない。なぜなら、もし精神科医療がその心の怪我やその原因と向き合っていれば、少なくとも通院してくるその当事者の抱えた貧困問題や家族問題や、場合によってはリアルタイムに被害を受け続けている暴力だとか、そんなものに気づかないはずがないし、気づいていれば精神科医療の現場は、「多くの社会的困窮者のワンストップ」として、様々な暴力の被害者や貧困当事者のアウトリーチの先鋒になってきたはずだ。

現状でそんな気配が微塵もないということは、多くの精神科医療が僕の取材対象者たちが接してきた「薬局レベル」と同等ということになる。ということで、僕は病前の記者活動の中で日本の精神科医療界隈には呆れや諦観の感情を募らせてきた。そんな僕が、自らが高次脳機能障害になって、怒りの脱抑制を抱え、医師と交わしたやり取りは、

「苦しいです、話しづらいです」

「ちゃんと話せてますよ」

「呼吸しているのに息が吸えてないみたいです」

「呼吸やめたら人はそうやって話せないんですよ」

これだけでもう僕は、それ以上食い下がることもできず、「やっぱり医師とはこの程度」と見限ってしまった。この時点で、僕は少なくとも医療支援とも、そこを基点とする地域支援とも断絶してしまったと思うのだ。

自ら支援の輪を作り上げる

ヤバい。なんて面倒くさい当事者だろう。けれど、この面倒くさい僕は、特殊な患者だっただろうか？　実は病後に交流をするようになった作業療法士の先生から、ひとりの当事者を紹介されて何度かお会いしてお話を聞かせてもらった。

僕とさほど年齢の変わらない四十代の女性当事者は、僕と同じく右脳に事故が原因の脳外傷を負って高次脳機能障害となった方だった。言語機能のない右脳を損傷しながら言葉がうまく出ずに苦しみ続け、入院した病院から僕同様に適切なケアを受けることなく、日常生活に戻ってしまったという。だが、そこからの彼女の行動は僕とは対極だった。

彼女の家族は病弱で、むしろ高次脳機能障害を負った後も、彼女がケアしなければならない立場。だが前職が元々医療関係に近かった彼女には、若干の脳機能障害の知識があり、病前からわからないことは徹底的に調べる習慣があった。

そして彼女は、ふと手に取った地域の折り込み広報紙から、地域の高次脳機能障害者の支援窓口を見つけるや、うまく話せない障害があったにもかかわらず自力でアプローチ。さらにそこから紹介された患者会や様々な関連集団の中で、それぞれ自分の支援にかかわってくれる人をつなぎ、このシーンではあの人に頼る、あのシーンではあの人にお願いするといったふうに、あっという間に自ら支援者のネットワークを作り上げてしまったのだ。

今や彼女は地域の高次脳機能障害当事者と支援を結ぶ立場にすらあるという。すごい。彼女の側からアンテナを立ててどんどん支援につながっていったのだ。支援の側が彼女を見つけて手を差し伸べてくれたわけではない。もちろん出会った支援者の中に、支援の輪を広げるハブになってくれる特定の支援者がいたとは言うが、彼女は自らそのハブ人材を発掘した。

だが彼女と僕を比べてみたらどうだろう。退院後に通った病院では担当医とは目も合わさず（合わせず）、問診時もうまく話せないし話したくもないから、必要最低事項をプリントアウトして渡すという方針を取っていた僕と、歴然の違いではないか。

彼女の障害が軽かったわけでは、決してない。彼女が自らの回復の過程とチャレンジを書いたノートには、僕と同じようなことができなくなって、しかも僕と違って身近に支えてくれる家族もない中で、苦しみ続けた痕跡がありありと見えて、読んでいるだけで何度も泣かされた。手続きごとや人との交渉だって、本当に苦しさと不自由感を伴ったに違いないのに、彼女は自力で地域支援の輪を作ってしまったのだ。

数ある中からこのスーパーウーマンみたいな当事者を紹介してもらったことは、また僥倖だと僕は思っている。なぜなら彼女の闘病を知ったことで、僕と彼女が「当事者の両極」にいて、お互いにこんなことができる当事者は一握りのさらに一握りと確信することができたからだ。

間違いない。家族からは理解も支援も得られなかったが、自ら支援の輪を作り上げた彼女と、医療支援と断絶しながらもほぼ自力&家族支援だけで回復を企図した僕。そのいずれもが両極の特殊なケースであって、その間には医療とも断絶し、家族や職場の理解と支援もさして受けられず、ただただ苦しみの中で絶望している当事者たちがいる。

脳裏に思い起こされるのは、少し前の「大人の発達障害」の当事者だ。今でこそしっかり認知された感のある大人の発達障害だけど、ほんの十年も前には、いまだ「発達障害は子どもの問題であって、大人に発達障害はないから」などと断言する医療関係者までいた。不定形な発達を抱え、何の障害にも分類されないがなぜか生きづらくて苦しくて、それでも家族からも社会からも理解は得られず、単に「ちょっと変な人」「面倒くさい、使えない人」と排除されて、結局二次障害としての鬱病などに苦しんでいる当事者がたくさんいた。僕の妻もまたそのひとりであり、懺悔すべきことに、僕自身かつて彼女に対して加害の張本人だった時期もある。

そして、非当事者と当事者の両方を経験した僕には、彼らと現状の高次脳機能障害当事者は似た立場にあるように感じられてならないのだ。「苦しみが見えづらい」という点で、その他の脳コワさん、特に障害のボーダーライン上にある脳コワさん全体に、同じような状況は継続しているのだと思う。

身近な誰か

では改めて、主題に戻る。「誰が伴走の担い手になるべきなのか」ということだ。

理想から語ると、僕は伴走の中心は、配偶者や同居人といった生活を共にする家族であってほしいと思っている。もちろん、病前にその相手との関係性が良好で、当事者が「頼りたいと思う相手」だと思えることが絶対の条件だが、その上でまずは家族が最大の伴走者になってほしいと願うのだ。

なぜなら多くの人にとって家庭は日常生活の中心で、最も長い時間を過ごす場だからだ。発達障害には「病前」というものがないし、鬱病をはじめとする後天的脳コワさんの中には家族関係の不全そのものが病因のケースも少なくないので、ここは少し脳コワさんの中でも脳外傷ベースの高次脳機能障害に絞って話を進める。

病前は仕事中心人間で、家庭にはほとんど不在だったというタイプの人間も、心身に不自由を抱えれば家庭が生活の中心にならざるを得ない。そして、その人生の大きな時間を占める家庭生活を共に過ごす家族が理解と支援を与えてくれることは、何よりも有り難いことだ。一方で逆に、その多くの時間を共に過ごす家族から「無理解や攻撃」を受けることは、当事者にとって足場を失うことになり、最もつらく残酷なことになる。

当事者にとって、その伴走者は何人も必要ない。「たったひとり、自分のすべてを預けることができる絶対の味方」がいること、それが何よりも心強いと思うのだ。もちろん伴走者ひとりがすべての支援を担うことはできないだろう。ただ、その伴走者をハブにして、医療や地域支援などとつながることができたら、往々にしてコミュニケーションスキルを失いがちな脳コワさんとしては、ありがたいことこの上ない。

だが一方、実は高次脳機能障害の支援現場では、むしろ「家族の負担に頼りきりになるのではなく、医療や福祉が支援の中心になるべき」との声が強いらしい。

確かに僕が感じた「ひとりの味方が心強い」という状態は、第三者からすれば高次脳機能障害のガイドなどで「過度に依存的になる」「子どもっぽくなる」と書かれる状態なのだろう。どんな家族もが、それだけの依存を理解し受容することが可能だとも思わない。双方が共倒れになってしまっては元も子もないし、病前からそれほど理想的な家庭ばかりというわけではないだろう。むしろ家族から引き離すべきシーンがあることも、機能不全家庭の中で被害的立場になってしまった当事者を取材で多く見てきたからこそ、嫌という程にわかる。

だが、医療や地域支援が家族から負担を引き取るとして、それが「家族による支援は有効ではない」という諦観ベースであってほしくはない。なにより支援の中心が家族以外になるとしても、その支援者は「当事者と最も長い時間を共にする家族に、当事者がどうして不自由を感じ、何ができなくて、どうして苦しいのかを知ってもらうこと」を、諦めてはならないと、強く思うのだ。

この「家族に知ってもらう」というのは、高次脳機能障害に限定されない脳コワさん全体を取り巻く課題だ。事実、前述してきたように僕の妻は発達面に問題があるが、その問題に理解なき家庭で傷つけられてきた抑圧が、リストカットやパニックの形で現れ、何年か精神科に通院し続けた時期があった。まだ結婚前の話だが、すでに同棲していた僕はその毎回の通院に付き添って、精神科医からの問診にも同席していた。

けれど当時の担当医から、同棲とはいえ、最もそばにいて長い時間を共にしていた僕に、彼女の苦しさがどんなものなのかの説明は一切なかった。

彼女が何をされたくなくて、苦しさを緩和するために家族はどんな環境を作ってあげるべきなのか。あの時にきちんとした説明と指導があれば、僕は100％ではないにしてもそれを理解しようとはしただろう。そして彼女に余計な苦痛を与えずに済んだのではないかと、悔やまれてならないのだ。

どうして苦しいのか、自分でもわからない。苦しいということすら、人に伝えられなくなる。それが脳コワさんの共通点。そして、その声なき声を最も知ってほしいのは、信頼でき、受け止めてくれる身近な伴走者。

ならば、医療や地域福祉の支援がまず目指すのは、そうした「身近な誰か」が当事者にとってどこの誰なのかを特定し、得難い「たったひとりの味方」になってもらうべく脳コワさんのわかりづらい症状を説明し、環境調整を指導し、当事者とさまざまな支援者のハブになってもらうために、支え動くことなのではないだろうか。

孤立こそ最大のリスク

苦言を呈せば、現状では医療現場も地域福祉の現場も、脳コワさんのプロフェッショナルには到底なりきれていないと思う。家族に伴走を求めるにしても、それが少々理想論に過ぎるのも分かっている。にもかかわらず、こうして選挙演説張りに力説するのには理由がある。

これが、本書最後の訴えだ。

貧困問題を取材してきた記者である僕にとって、その記者人生でたどり着いた結論はたったひとつ。

「社会のなかで、最大のリスクとは孤立」である。

さまざまな問題や障害を抱えていても、周囲に支えてくれる者がいたり、適切な支援サービスに繋がっている者は、もちろん生きていくのは苦しいだろうけども、大きなリスクに直面してはいない。

最もハイリスクなのは、何者とも「繋がれない」ひとたちだ。そもそも自分で自分の抱えた問題が分かっていない。誰かに相談や助けを求める言葉（言語能力）をそもそも持たない。誰に助けてと言えばいいのか調べる能力もない。たとえ救いの手を差し伸べてくれるひとがいたとしても、それを拒絶したり、その相手と対立して攻撃的になったりする。

そんな彼らは、歯の抜けたように周囲からひとがいなくなり、どんどん抱えている問題が悪化し、いざ本気で生きる死ぬの場面になったときには、助けての一言も出せなくなり、本当の独りぼっちになっている。

僕自身、記者としてそんな彼らを見ながら、助けようと手を出す人がガブっと噛まれたりするのも見ながら、どうしてこんなにも面倒くさい人になってしまったのだろうと思ったことが何度もある。

けれども自身が脳コワさんとなって、僕自身が面倒くさすぎる人間になって、脳コワさんは脳コワさんだからこそあの救いようのない孤立に陥ってしまうのだと身をもって知った。

これが、僕が実現性を度外視した理想論をぶちかます理由だ。

昨今は、「ひとりでいることが自由」という考え方もあるし、多くの者にとって対人関係は楽しいことばかりではない。けれども「ひとりでも大丈夫」なのが、健常者の贅沢だということは、あまり知られていない。そしてその健常なんて、誰しもが一瞬にして失う可能性があるものだ。

それが「脳が壊れる」ということ。

自身に障害の受容がなく、他者に理解を求めることもできない脳コワさんは、この孤立というハイリスクを否応なく抱え込むことになる。だからこそ改めて、支援の第一歩は、その孤立リスクを軽減するところ、つまり伴走者探しや、伴走者へ理解や支援のメソッドを伝えることにまずは集中してほしいと思う。

確かに僕たちは、脳が壊れた。けれどもそれは場合によっては回復するものだし、回復しなかったとしても様々な周辺環境を整えていくことで、僕たちはまだ社会の一員として、十分に寄与することができる。再び世界を味わうことができる。

本当にわかりづらくて関わりづらくて面倒くさい僕たちだけど、どうかそんな僕たちを孤立させることなく、理解に歩み寄ってくれる世の中になってほしい。

本書がその礎作りのキッカケになってくれればと、願ってやまない。

あとがき

さて、大風呂敷を広げまくって、闘病記じゃなくて思想や哲学の本みたいになってしまったが、そろそろ風呂敷を畳もう。

本書に書かれていることをざっくり整理すると、こうなる。

●其の一　脳卒中を起因とする高次脳機能障害に加え、鬱病・統合失調症・双極性障害・PTSD・離人症・解離性人格障害・適応障害・パニック障害などの精神疾患カテゴリーの数々の障害、そして発達障害、認知症、薬物依存症などなどなど、とても書ききれたものではないが、これらはいずれも高次な脳機能が不全をきたすという点で、当事者がやれなくなることや、抱える苦しさに大きな共通点がある。

●其の二　こうした高次な脳機能障害の全体を示す横断的な言葉が存在しないので、本書ではそれら当事者をまとめて「脳コワさん」と定義する。

●其の三　大前提として脳コワさんはその不自由の中で、目に見えない心の激痛を抱えている。

●其の四　高次脳機能障害となった僕が回復していく過程で、その不自由がどんなもので、その原因はどんな脳機能の問題で、どのように工夫すれば不自由に伴う苦しさを緩和することができるかを模索する。メソッドの多くは脳コワさん全体に使えるであろうと思う。

●其の五　脳コワさん当事者から、医療や支援の現場、脳コワさんの家族にお願いしたいこと。

以上である。

本書はあくまで僕の体験をベースにしたものであり、僕の抱えた障害が三年未満でほぼ回復に至るという程度の軽度のものだったから、こうして一冊にまとめることができた。実際全然まとまってないし、他人に僕は軽度だったと言われたら少しイラっとするけど。

なお、読者のなかで同様の脳コワさん当事者やその周囲の支援者の方々で、特に僕自身のエピソードにご興味のない向きは、不自由や苦しさの緩和について特記した第六章のみをお読み頂くのも良いかと思う。


さて、執筆に当たっていくつかの脳コワさん関連の本を読み漁る中で、少々目から鱗の体験をした。多くの脳コワさんに有効な支援メソッドが、そして僕の書いた苦しさの緩和や環境調整に共通するメソッドが、すでに「出尽くしている」に近い分野があるのだ。それが、発達障害者の支援メソッドである。

少なくとも高次脳機能障害に有効な環境調整のアイディアは、ほぼ全て発達障害の当事者支援の中で定着しているものばかりに感じた。恐らくそれは、その他の多くの脳コワさんにも役立つメソッドの蓄積だろう。当事者発言もその他の脳コワさんに比較すると圧倒的に活発だ。にもかかわらず、現状で高次脳機能障害の支援でも、鬱病を初めとする精神科領域でも、発達障害支援のメソッドを引用しようといった目立った動きはないように感じた。

どういうことだろう。

本書でも一部触れたが、発達障害はかつて「子どものもの」に限定して語られていた。これがひとつの要因なのではないかと思う。今でこそ発達障害は、過敏な感覚や衝動的な行動、コントロールしづらい情緒などをいくつかの薬剤を用いることで抑制し、注意力や思考機能を調整している間に、社会行動や学習の基礎を学ばせるという方針が推進されてはいる。

だが、かつてこうした薬剤が承認間際だった頃に特別支援教育の先生方と（取材の場で）話すと、その多くは薬剤の使用について懐疑的だった。

彼らは口を揃えてこう言っていたように思う。発達障害の子どもたちの扱いづらいパーソナリティを薬で抑え込むのではなく、当事者の子どもは何が苦手で何ができなくて、どのように工夫すればできるようになるのかを考えるのが特別支援教育の基本だと。その理由は、薬剤で一時的に「落ち着き」を得たとしても、自力で不自由を緩和する方法論や習慣（＝環境調整）を当事者と家族が身につけなければ、結局社会に出たあとに彼らは大きな生きづらさを抱え、二次障害として鬱病などを発症するリスクも回避できないから。

それが根本の考え方のようだった。

なるほど、こうして蓄積されてきたのが、発達障害の環境調整メソッドだというわけだ。本書ではあくまで僕自身の闘病体験をレンズにして脳コワさんの不自由を見つめてみたが、あらゆる脳コワさんの当事者や家族、そして支援現場の人々には、発達障害の環境調整メソッドから、学びを得てほしいと思う。もちろん、現状分断されている各カテゴリの支援者には、脳コワさん全体を包括的に支援する制度やメソッドの共有を熱望する。

ここで、僕自身が目から鱗だったいくつかの関連書籍を選抜したい。

◆『高次脳機能障害・発達障害・認知症のための邪道な地域支援養成講座』（原作　梗間剛・まんが　仙道ますみ・三輪書店）

まさに脳コワさんの横断的な環境調整メソッドについて触れた一冊。高次脳と発達障害と認知症以外のあらゆる脳コワさんにも役立つテクニックが満載。

◆『ちょっとしたことでうまくいく　発達障害の人が上手に働くための本』（對馬陽一郎著・林寧哲監修・翔泳社）

発達障害当事者の職場における環境調整メソッド本。事務仕事に特化しているが、これの日常生活バージョンやサービス職バージョンなども出して頂けることを熱望。

◆『ケアする人も楽になる マインドフルネス＆スキーマ療法ＢＯＯＫ１』（伊藤絵美・医学書院）

本書でも一部で触れた認知行動療法のメソッド。「気の持ち様」がわからない脳コワさんが、その持ち方を実践的に学ぶ教本的一冊。

◆『子ども虐待という第四の発達障害』（杉山登志郎・学研プラス）

僕自身がずっと謎に思っていた、なぜ子ども時代に被虐待経験のある者が、脳コワさんになりがちなのか、なぜその後の人生で社会的逸脱行動や高い貧困リスクの中で生きていることが多いのかの答えになった本。被害経験のある者は全て脳コワさんリスクのある者としてその後のケアが必要なのだと良くわかる。

◆『その後の不自由――「嵐」のあとを生きる人たち』（上岡陽江・大嶋栄子・医学書院）

鈴木の座右の書。薬物依存者にはなぜ虐待や暴力の被害経験者が多いのか、どうして困窮者は支援の手をはねのけるのか。あらゆる脳コワさんに相応しい支援の距離感について転用できる「当事者の気持ち」が描かれている。支援職必携。

◆『発達障害、治るが勝ち！　自分の生き方を自分で決めたい人たちへ』（浅見淳子・花

風社）

身体的アプローチで発達障害を「治す」提言をし続けている著者であり、障害受容や社会の環境調整についての意見は本書と真逆であるが、現状の発達障害支援のメインストリームが「事業所利権」の中で当事者の望まない方向に向かっているという指摘が鋭い。本書で提言するような脳コワさんの包括支援の議論の際には、是非参考にしたい一冊。

さてさて、それでは最後に、自らも不定形発達当事者で「脳コワさん」の呼称の発案者、そして僕の伴走者となってくれた我が妻に、僕の脳コワさん闘病を総括してもらおうと思う。

〜〜〜

夫の回復については、つい最近（二〇一七年夏）、一気に目に見えてわかるように感じたと思います。わたしの感覚としては、回復率は病前の95％ぐらい。

想像以上に長引きましたが、今になって思えば「お医者さんに嘘をつかれた！」というのが、率直な感想でもあります。これ、ちょっとヤバいですよね。

わたし自身も不勉強でしたが、そもそも入院から退院、そしてその後のリハビリ通院まで、実は家族であるわたしが主治医やリハビリの先生などから呼び出されて説明を受けたのは、一回のみ。それも緊急入院直後に主治医から受けた説明が全てで、それも一方的に「脳梗塞後の障害は半年までは回復するが、その後は回復しない」と言われておしまいというものでした。

身体の障害と高次脳機能障害の回復に差があることなども、説明は受けませんでした。うそじゃん、回復するじゃん！　そう思っても仕方がないと思います。

これで、夫の仕事が記者業でなければ、そして夫が自分自身を取材して自分の障害を探したり理解していくことができなければ、その障害はまだもっと強く残っていたと思います。わたし自身も支えられず、夫から精神的ＤＶを受ける被害者になっていた可能性が高いでしょうし、家庭が崩壊していたかもしれません。

夫の障害と回復を振り返ってみて、思えば入院中は常にぼんやりしているように見えて、息苦しそうでもありましたが、脳梗塞とはそういうものだと思っていました。

夫の障害がわたしの抱えた注意障害などと近い、もしくは同じものだと確信したのは、夫が退院した後のことで、日常生活の中での「やりっ放し」が劇的に増えたことがキッカケです。

トイレの流し忘れ（しかも大！）とか、電気のつけっぱなし、ガスコンロの火の消し忘れなどが頻繁で、これは病前の夫にはまずなかったことですし、これをみてようやく夫がわたしと同じような障害を持つようになったのだと気付きました。

なお、その際の感想は「ようやくわたしの時代が来たか！」です。ようやく夫にわたし自身のことをわかってもらえることが増える。そう思いました。

ただ、夫はやれなくなったことにいちいち落ち込むので、なだめるのも大変だったというのも、また本音です。元々やれないことが多いわたしからすれば、内心「そんなのできなくてもいーじゃん」なのですが、やれた記憶のある夫の場合は、その都度落ち込んでしまって手に負えないところもありました。

とはいえ、支えてやらなければ、それこそストレスで家中のものを片っ端からぶち壊しそうな雰囲気もあって、何を隠そうわたし自身もそうした破壊的な衝動を子どものころからもっていたので、とにかく支える必要があることは身を以て良くわかりました。

ただし、夫を支えることが重いとは感じませんでした。確かに夫はひとりでやれることが減り、依存的にもなりましたが、それでもまだ自分でやれることは自分でやろうとしすぎる部分があるぐらい。

なによりわたしは病前は夫に頼られたことがあまりなかったので、病後の夫に色々なことを頼られて、その都度毎日ありがとうと言ってもらえるのは夫婦生活で初めての経験で、素直に嬉しかったと思います。

病後二年と少し、二〇一七年の夏をもって夫が劇的に良くなったなと感じたのは、特に会話面と情緒面かと思います。徐々にひとりでやれることが増えてきてはいましたが、それでも夏前の夫は気分的にどんよりしている日が多くて、今日も駄目だ今日もつらいとボヤいていました。それが解消すると、よく話し、よく笑うようになりました。そうなると、やはり結局最後の難関は初恋玉（心因性失声）だったように思います。

ただし、これは夫には少々申し訳ないですが、どんよりしていたころの方がふたりでゆっくりのんびりできることが多かったので、それはそれでよかったかな？　回復した夫は相変わらず活動的すぎる部分があって、ついていくのが面倒臭ぇなーと思うこともあります。

総評して、我が家においては夫が高次脳機能障害を抱えたことは夫婦関係にプラスに働いたと思います。もちろん、やはり夫婦の形は人それぞれですから、わたしたちのケースがそのまま他のご家庭に当てはめられるとは思いません。うちの夫の言うことは少し理想論の押しつけみたいに感じることもあります。

けれど、ただひとつ言えるのは、高次脳機能障害はとても長い時間をかけて回復する可能性があるということ。発達障害や認知症などはわからないけど、その他の脳コワさんもやはり、時間をかけて回復していくものなのだろうし、その長い回復を一番身近な家族が支えてくれるのなら、確かにそれに越したことはないだろうなということです。

なお、夫の回復度を95%とするのは、メンタルや会話面などは大幅に回復した一方で、実は注意障害についてはさほど回復していないと思うからです。

夫よ、便所は流そうぜ。

〜〜〜〜〜〜〜〜〜〜〜〜〜〜〜〜〜〜〜〜〜〜〜〜〜〜〜〜〜〜〜〜〜〜〜〜〜〜

流してるもん！　というか君、昨晩リビングの電気つけっぱなしで寝ただろ！（受容できてない）

はてさて、我が家のことはおいといて。どうだろう？　本書は少し脳コワさんの生き易い世の中に寄与できるだろうか。

確かに脳コワさんの不自由は見えづらくて、理解も難しくて、個別性も高い。妻の言うように、僕の提言は少々理想論に走り過ぎているのもわかる。けれども、脳コワさんの世界は誰もが突然仲間入りする可能性があるし、加齢していけばいつかは誰もが仲間入りするかもしれない世界だ。大事なのはたとえ脳コワさんみたいに「見えない苦しさ」であっても、大前提として人が苦しいと言っていることを「ないこと」にしないことだと思う。

その人が苦しいって言ってたら、苦しいんです！

その前提で作られた社会は、最終的には誰にとっても生き易く、誰にとってもローリスクな社会になる。そのことを、改めて最後に強調しておきたい。

本書の執筆にあたり、ご協力頂いた方々に謝辞を申し上げます。
講談社・関根様　露木様／北原国際病院・峯尾様（作業療法士）／東洋経済新報社・前田様／脳コワさん当事者・T倉さん　S田さん　K橋さん　T橋さん／新潮社・西様松倉様（本書担当編集）

イラストレーション　寺崎愛

鈴木大介　1973年千葉県生まれ。
文筆業。著書に『最貧困女子』『脳が壊れた』などの他、漫画『ギャングース』(原案『家のない少年たち』)のストーリー共同制作を担当。

Ⓢ新潮新書

754

脳《のう》は回復《かいふく》する
高次脳機能障害《こうじのうきのうしょうがい》からの脱出《だっしゅつ》

著　者　鈴木大介《すずきだいすけ》

2018年2月20日　発行
2022年6月25日　4刷

発行者　佐　藤　隆　信

発行所　株式会社新潮社
〒162-8711　東京都新宿区矢来町71番地
編集部(03)3266-5430　読者係(03)3266-5111
http://www.shinchosha.co.jp

印刷所　株式会社光邦
製本所　加藤製本株式会社

ISBN978-4-10-610754-2　C0247

価格はカバーに表示してあります。